44 PART 2
メインになる「おかずレシピ」

- 46 ヨーグルト豚のしょうが焼き
- 48 ヨーグルト肉じゃが
- 50 みそヨーグルト漬け 豚ロースときのこのソテー
- 52 ヨーグルト麻婆豆腐
- 54 さばのヨーグルトみそ煮
- 56 えびとズッキーニの ヨーグルトカレー炒め
- 58 ヨーグルト照り焼きチキン
- 60 鮭のヨーグルト豆乳スープ
- 62 鶏むねヨーグルトと 春菊のフライパンかき揚げ
- 64 豚ニラヨーグルトキムチ炒め
- 66 ふわふわ鶏ヨーグルト団子鍋
- 68 豚バラと厚揚げのヨーグルト柳川風
- 70 白身魚のムニエル ヨーグルトタルタルがけ

72 PART 3
しっかり食べられる「主食レシピ」

- 74 ヨーグルトで やわらかチキンカレー
- 76 ヨーグルトくるみだれの ぶっかけそうめん
- 78 トマトとベーコンの ヨーグルト雑炊
- 80 ヨーグルトミートソーススパゲティ
- 82 ヨーグルトピザトースト

- 84 玉ねぎヨーグルトのQ&A
- 86 INDEX

○ 野菜類は、特に指定のない場合は、洗う、皮をむくなどの下準備を済ませてからの手順を記載しています。
○ 火加減は、特に指定のない場合は、中火で調理しています。

とっても簡単!
玉ねぎヨーグルトの作り方

さっそく、玉ねぎヨーグルトを作ってみましょう。
材料は玉ねぎ、ヨーグルト、塩の3つだけ。
作り方も簡単なので、今日から始めてみてください。

材料（作りやすい分量）

玉ねぎ …………………………… ½個（100g）
ヨーグルト（無糖） ……………… 200g
塩 ………………………………… 小さじ½

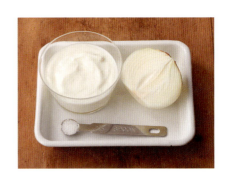

ヨーグルトの選び方

ヨーグルトは無糖のプレーンヨーグルトを使います。どのヨーグルトでも効果はありますが、ビフィズス菌の入ったもののほうが、玉ねぎヨーグルトの効果をより期待することができます。ビフィズス菌や乳酸菌は、加熱すると死んでしまうことがほとんどです。しかし、死んだ菌も腸内細菌のエサとなり、活性化に役立つことがわかっています。そのため、本書では玉ねぎヨーグルトを加熱するレシピもご紹介しています。

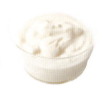

腸を整える&
血液サラサラ効果で
健康に！

玉ねぎ
ヨーグルト

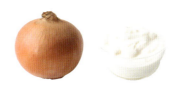

井上裕美子 著
木村郁夫 医学監修

玉ねぎヨーグルトで
健康＆キレイに！

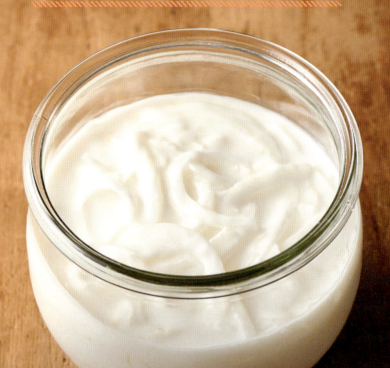

身近な食材である玉ねぎとヨーグルト。
どちらも体にいいことで知られていますね。
この2つを合わせてみたら、それぞれ単体で食べるよりも
体にいいはたらきがたくさんあることがわかりました。
味はとってもおいしくて、そのままでも食べられます。
普段の料理に加えれば味をまろやかにしてくれたり、
コクをアップさせてくれたりとうれしいことがいっぱい。
玉ねぎヨーグルトでおいしく、健康とキレイを叶えましょう。

いろいろな料理に使えるから毎日続けて食べられる！

玉ねぎヨーグルトのここがすごい!

便秘解消

便秘解消に欠かせないのが食物繊維です。玉ねぎヨーグルトには、水溶性食物繊維のイヌリンが多く含まれており、腸内環境を良好にするため便秘解消に役立ちます。

美肌

腸内環境がよくないと、有害物質や腐敗物質が腸管を通して体を巡ってしまいます。それが肌荒れの原因に。腸内環境を整えれば美肌も叶います。

ダイエット

腸内細菌が短鎖脂肪酸(P.12参照)をつくり出すことにより、食欲抑制、代謝アップなどダイエットにいい効果がたくさん期待できます。

免疫力アップ

腸には、体の免疫細胞の7割が集中しているといわれています。腸内環境を整えることは、免疫力アップにつながります。

糖尿病・動脈硬化予防

短鎖脂肪酸がつくられて肥満が解消されると、糖尿病のリスクが下がります。また、腸内環境が整うことでコレステロール値が下がり、動脈硬化予防も期待できます。

アレルギー症状の緩和

アレルギー症状は、免疫細胞が暴走することによって起こります。腸内細菌がつくり出す短鎖脂肪酸は、その暴走を抑えるはたらきがあるといわれています。

玉ねぎのチカラ

玉ねぎ自体にも、もちろん健康効果があります。よく知られているのが「血液サラサラ効果」。これは、玉ねぎ独特の辛味とにおいの元であるアリシンという成分によるもの。アリシンは血液をサラサラにするため、動脈硬化や脳梗塞の予防に効果があるといわれています。

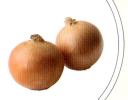

CONTENTS

- 2 　玉ねぎヨーグルトで
　　健康＆キレイに！
- 6 　玉ねぎヨーグルトの作り方
- 8 　基本の食べ方
- 10 　ヨーグルトのビフィズス菌と
　　玉ねぎの食物繊維が
　　腸内フローラを整える

14　PART 1
和えるだけ・かけるだけの「簡単レシピ」

- 16 　スティック野菜の
　　ヨーグルト浅漬け
- 17 　ヨーグルトキムチ豆腐
- 18 　ヨーグルトポテトサラダ
- 20 　白菜とおかかのヨーグルトサラダ
- 21 　キャベツとカニカマの
　　塩昆布ヨーグルト
- 22 　ささみといんげんの
　　ごまヨーグルト和え
- 24 　さつまいもとかぼちゃの
　　カレーヨーグルトサラダ
- 26 　冷やしトマトの
　　ピリ辛ヨーグルトだれ
- 28 　焼きれんこんの
　　ゆず胡椒ヨーグルトだれ
- 29 　タコときゅうりの
　　ヨーグルト酢の物風
- 30 　焼き野菜のヨーグルト南蛮漬け
- 32 　ヨーグルトでしっとりおから煮
- 34 　千切りにんじんと
　　大豆とツナのヨーグルトサラダ
- 35 　焼きなすの
　　しょうがヨーグルトがけ
- 36 　ちくわと切り干し大根と
　　みつばの梅ヨーグルト和え
- 38 　水菜のスモークサーモンロール
　　ヨーグルトがけ
- 39 　えびとアボカドの
　　ヨーグルトチーズ焼き
- 40 　漬けまぐろのヨーグルトやまかけ
- 42 　スクランブルヨーグルトエッグ

本書の使い方
○ 材料の表記は1カップ＝200ml（200cc）、大さじ1＝15ml（15cc）、小さじ1＝5ml（5cc）です。
○ 電子レンジは600Wのものを使用しています。
○ レシピには目安となる分量や調理時間を表記していますが、様子を見ながら加減してください。

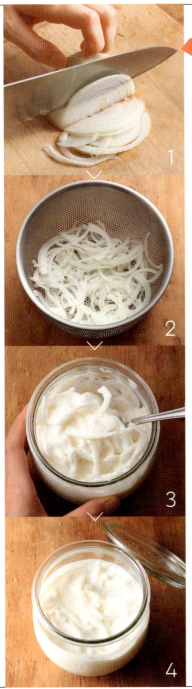

> 作り方

玉ねぎを切る

玉ねぎは繊維に垂直の方向に薄切りにします（スライサーを使用してもOK）。そうすると、辛味成分が抜けやすくなり、食感もやわらかくなります。

辛味を飛ばす

薄切りにした玉ねぎを30分程おいて辛味を飛ばします。ざるなどに広げてなるべく空気にさらすようにすると効果的です（辛味が気にならなければこの工程は省いてOK）。

ヨーグルト、塩と混ぜる

2の玉ねぎとヨーグルト、塩を混ぜ合わせます。保存容器の中で混ぜても構いません。

冷蔵庫で一晩おく

すぐに食べられますが、ふたをして、冷蔵庫で一晩おくと、玉ねぎがしんなりとして食べやすくなります。2〜3日で食べ切りましょう。

そのままでも！ 料理に使っても！
基本の食べ方

作った玉ねぎヨーグルトは、そのままサラダ感覚で食べることができるほか、いろいろな料理にプラスすることができます。
簡単な食べ方の例をご紹介します。

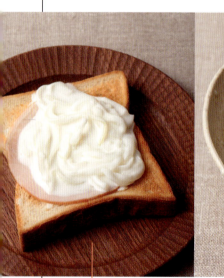

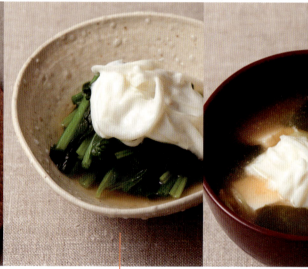

パンにのせる

きつね色にトーストした食パンにのせて食べます。玉ねぎヨーグルトだけでもおいしいですが、ロースハムや薄切りのきゅうりを一緒にのせるのもおすすめ。

野菜にかける

ほうれん草などのおひたしやサラダにかけて食べます。生野菜サラダのドレッシング代わりとしても使えます。

納豆に混ぜる

納豆にたれやしょうゆを入れて混ぜたあと、納豆1パックにつきスプーン1杯程度加えて混ぜます。そのまま食べても、ごはんにかけてもOKです。

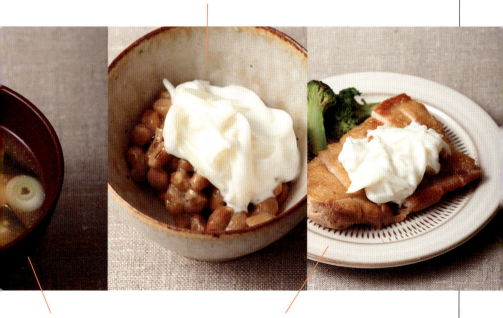

みそ汁に加える

いつものみそ汁に加えます。火を止めてみそを溶いたあとに、1人分につきスプーン約1杯を加えて混ぜます。

肉や魚にかける

肉や魚を焼いたあと、ソース代わりにかけます。おすすめは、チキンステーキや焼肉、さばの塩焼きなど。フライにかけてもおいしいです。

ヨーグルトのビフィズス菌と玉ねぎの食物繊維が腸内フローラを整える

玉ねぎヨーグルトはどうして体にいいのか？
その秘密は、腸内環境にあるようです。
腸内環境が整うメカニズムについて、
腸内細菌が食物繊維を分解してつくり出す物質を研究している
東京農工大学特任准教授の木村郁夫先生にお話を伺いました。

木村郁夫先生

東京農工大学大学院 農学研究院 応用生命化学専攻 テニュアトラック特任准教授。腸内フローラ研究のトップリーダーとして期待される若手研究者の一人。

人は腸の中に「腸内フローラ」を持っている

「腸内細菌」という言葉をよく聞くようになりました。これは、ヒトの大腸にすんでいる細菌のこと。3万もの種類があり、1千兆個もの菌が生息しているといわれています。大腸は、小腸で栄養を吸収したあとの残りかすから大便を形成する器官。しかし、はたらきはそれだけではありません。免疫力を高めたり、アレルギーを緩和したりといった健康効果に関係していることがわかってきたのです。また、腸内細菌は体中で生態系をつくっています。これを腸内細菌叢(そう)といい、その様子がお花畑のように見えることから「腸内フローラ」とも呼ばれています。人は、それぞれ異なる腸内フローラを持っているのです。

「善玉」「悪玉」ではなく菌の個性を見る時代

腸内細菌といえば、「善玉菌」「悪玉菌」という表現を聞いたことがあるでしょう。ほんの数年前まで、腸内細菌は善玉菌、悪玉菌、そしてそのどちらでもなく優勢なほうに加勢する日和見菌に分けられていました。しかし、近年の研究では、腸内細菌を菌種レベルで細かく見ることができるようになり、**菌種ごとに多種多様な機能を持っていることがわかってきた**のです。そのため、善玉菌、悪玉菌というような単純な分類だけでは腸内細菌の説明ができなくなってきました。それぞれの菌種がヒトの体にどのような影響を与えているかについては研究が進んでいるところですが、腸内フローラを整えることが健康のカギになります。

太りやすい菌・やせやすい菌とは

アメリカ・ワシントン大学のジェフリー博士の2006年の研究によると、肥満のマウスとやせたマウスでは、腸内細菌に違いがあることがわかりました。また、同博士の2013年の研究では、肥満の人とやせた人の便から採取した腸内細菌を無菌マウスの腸に移植したところ、肥満の人の菌を移植したマウスが太ったという結果が出ました。これによってわかったのは、**体形により腸内フローラが異なっている**ということ。さらに、やせた人の腸内には、「バクテロイデス」というグループに属する菌の数が多いこともわかりました。

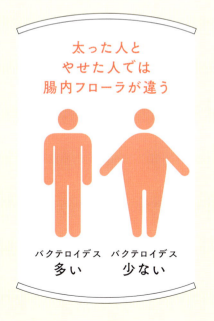

太った人とやせた人では腸内フローラが違う

バクテロイデス 多い　　バクテロイデス 少ない

短鎖脂肪酸がもたらす健康効果

腸内フローラは体形だけでなく、健康状態にも大きく関わっています。それは、**腸内細菌が脂肪酸の一種である「短鎖脂肪酸」をつくり出すことによってもたらされる**ものです。短鎖脂肪酸は腸管ホルモンの分泌を活性化させて食欲を抑えたり、代謝を高めたりするはたらきがあります。

そのほか、新陳代謝のアップ、免疫力の調整、コレステロール値を下げる、アレルギー症状の緩和などたくさんの効果があるといわれています。短鎖脂肪酸には酢酸、酪酸、プロピオン酸の3つの種類があります。それぞれ下記のような食材を食べることでも摂り入れることができます。

短鎖脂肪酸の種類

- ☐ **酢酸** 酢などに含まれる
- ☐ **酪酸** バターやチーズなどに含まれる
- ☐ **プロピオン酸** 発酵食品などに含まれる

体の中で短鎖脂肪酸をつくるのが理想

短鎖脂肪酸が酢や乳製品、発酵食品などに含まれることは述べましたが、このように直接摂り入れる場合、効果があるにはあるのですが、小腸で吸収されてしまい大腸に届きにくくなります。そのため、一時的なはたらきに留まってしまいます。一方、**腸内細菌はエサを食べて短鎖脂肪酸をつくり出すはたらきがあります。**体の中で継続的に短鎖脂肪酸をつくれるならそれが理想です。そんな腸内細菌のエサになるのが食物繊維。腸内細菌と食物繊維は、2つ揃ってこそ力を発揮するものなのです。

シンバイオティクスで腸内フローラをかえる

　腸内細菌にはたらいてもらうには、腸内フローラをよい状態に保つことが大切。そのためには2つの方法があります。食物繊維を摂って腸内細菌のエサを増やすこと、そしてもう1つが乳酸菌やビフィズス菌などの生きた微生物を摂り入れることです。前者を「プレバイオティクス」、後者を「プロバイオティクス」といいます。そして、この2つを一緒に摂ることを「シンバイオティクス」と呼んでいます。**食物繊維を摂るときのポイントは、不溶性食物繊維より水溶性食物繊維を意識して摂ること**。生きた微生物は、ヨーグルトやキムチなどの発酵食品に生息しています。

　食物繊維　　　　　生きた微生物
（プレバイオティクス）　＋　（プロバイオティクス）　＝　シンバイオティクス

玉ねぎヨーグルトはシンバイオティクスの食品

　玉ねぎには、水溶性食物繊維であるイヌリンが多く含まれています。イヌリンは、果糖がつながった多糖（フルクタン）であり、フラクトオリゴ糖と同様にビフィズス菌のエサになるといわれています。**玉ねぎヨーグルトは、ビフィズス菌の入ったヨーグルトと水溶性食物繊維が豊富な玉ねぎを一緒に摂るというシンバイオティクスの考え方**を取り入れたレシピです。ヨーグルトを選ぶ際は、できればビフィズス菌が入ったものがおすすめですが、乳酸菌入りのものでも腸内フローラを整えるという意味では効果があります。玉ねぎに含まれるフルクタンは、もともと腸内にすんでいるビフィズス菌のエサにもなります。

※P.6「ヨーグルトの選び方」も参考にしてください

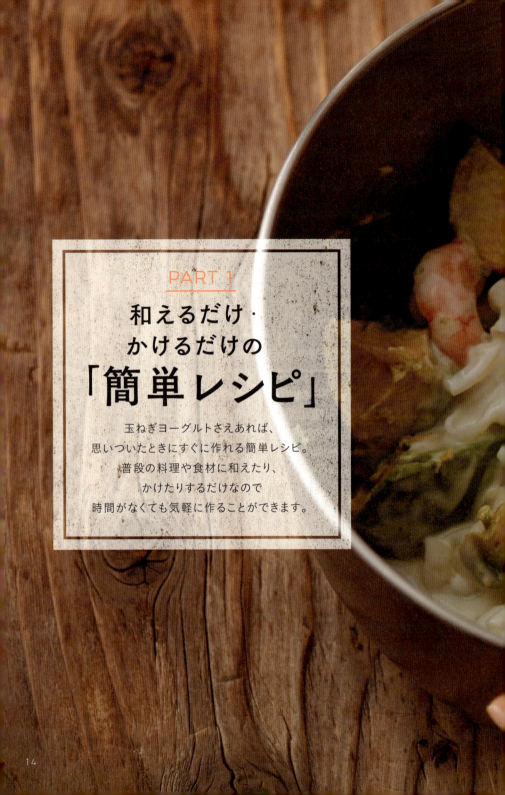

PART 1
和えるだけ・かけるだけの「簡単レシピ」

玉ねぎヨーグルトさえあれば、
思いついたときにすぐに作れる簡単レシピ。
普段の料理や食材に和えたり、
かけたりするだけなので
時間がなくても気軽に作ることができます。

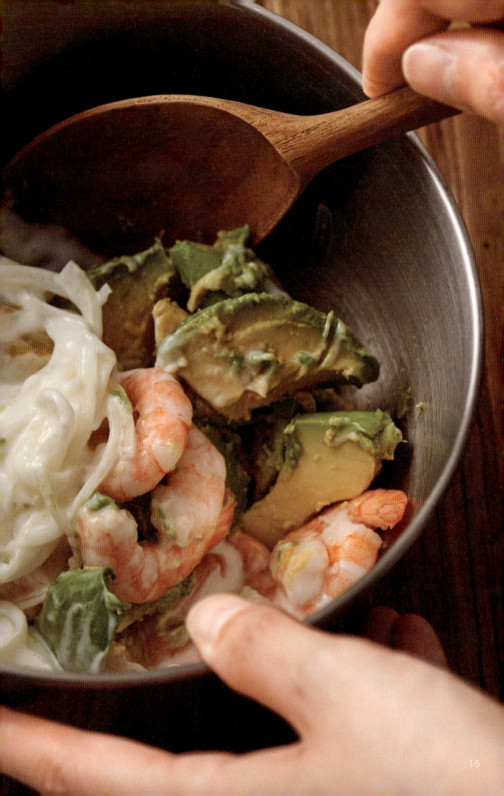

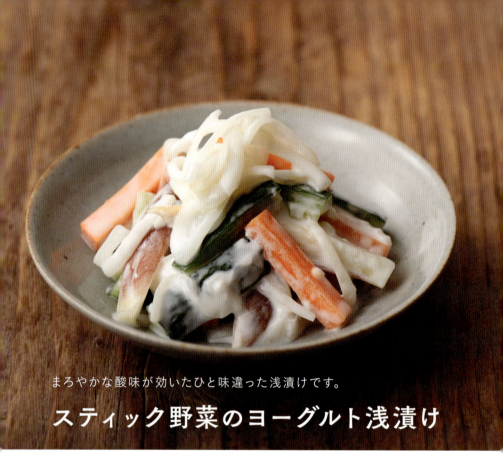

まろやかな酸味が効いたひと味違った浅漬けです。
スティック野菜のヨーグルト浅漬け

材料（2人分）

にんじん	¼本
きゅうり	⅓本
みょうが	2個
玉ねぎヨーグルト	**100g**

作り方

① にんじんは7mm角の棒状に、きゅうりは長さを半分に切り、縦6等分に切る。みょうがは縦4等分に切る。保存容器に入れて玉ねぎヨーグルトと和え、冷蔵庫に入れて一晩おく。

② ①を漬けだれごと器に盛る。

POINT
大根やセロリなど生食できるお好みの野菜で作ってもおいしく食べられます。

PART 1 和えるだけ・かけるだけの「簡単レシピ」

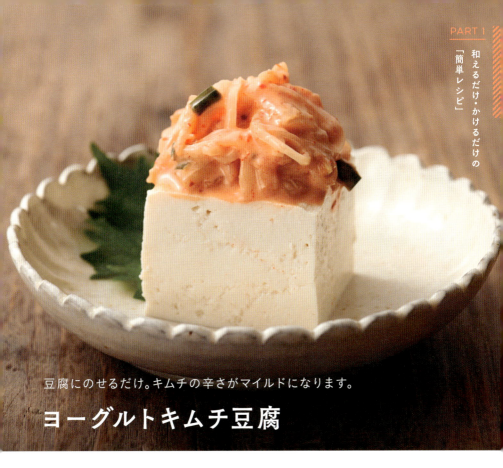

豆腐にのせるだけ。キムチの辛さがマイルドになります。

ヨーグルトキムチ豆腐

材料 (2人分)

白菜キムチ ……………… 80g
豆腐（木綿）……………… 2/3丁（200g）
玉ねぎヨーグルト ……… **60g**
しょうゆ ………………… 適宜

作り方

❶ 白菜キムチは大きければざく切りにする。豆腐は水をきり、2等分に切って器に盛る。

❷ 白菜キムチと玉ねぎヨーグルトを混ぜて豆腐に等分にのせる。好みでしょうゆをかける。

POINT

発酵食品であるキムチには、生きた乳酸菌が含まれています。

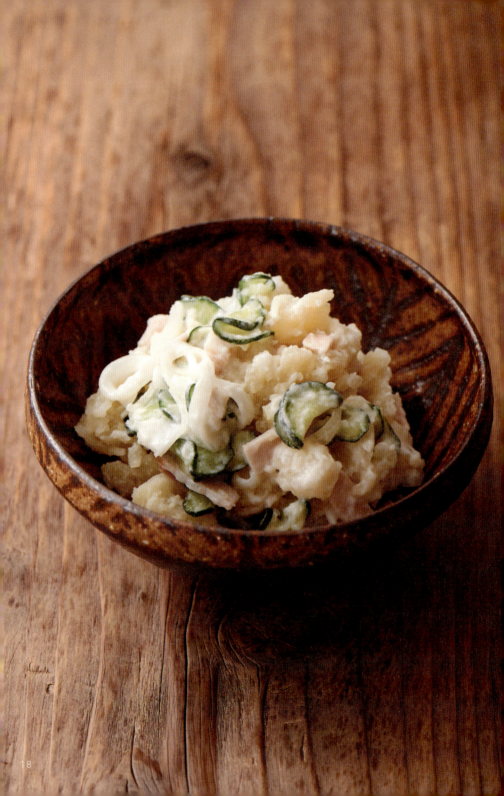

ヨーグルトポテトサラダ

ヨーグルト風味のさわやかなポテトサラダ。
マヨネーズを使わないのでヘルシーに仕上がります。

PART 1 和えるだけ・かけるだけの「簡単レシピ」

材料 (2人分)

じゃがいも	2個
きゅうり	½本
塩	少々
ロースハム	2枚
玉ねぎヨーグルト	**50g**

作り方

❶ じゃがいもは皮つきのままよく洗う。きゅうりは小口切りにし、塩少々をふってしばらくおき、出てきた水気を絞る。ロースハムは半分に切り、5mm幅の細切りにする。

❷ じゃがいもはさっと水にくぐらせて1個ずつふんわりとラップで包み、耐熱皿にのせて電子レンジ（600W）で3〜4分程加熱する。竹串がスッと通るまで加熱したら、キッチンペーパー等で包みながらやけどをしないように皮をむく。

❸ ②をボウルに移し、木べらで粗くつぶす。玉ねぎヨーグルトを加えてよく和える。きゅうりとロースハムを加えてさっと混ぜ、器に盛る。

POINT
ホクホクの食感にする場合は男爵、粒を残したい場合はメークインがおすすめ。

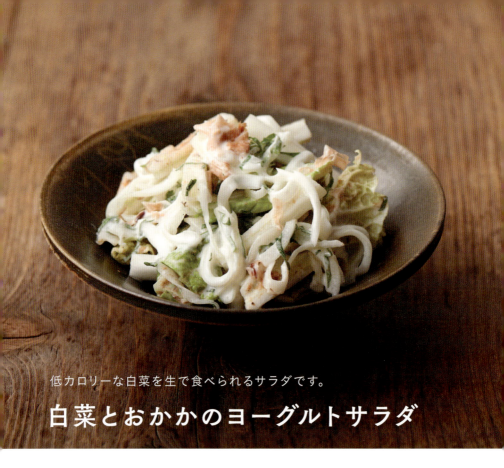

低カロリーな白菜を生で食べられるサラダです。

白菜とおかかのヨーグルトサラダ

材料（2人分）

白菜	150g
大葉	5枚
玉ねぎヨーグルト	**80g**
かつお節	5g
しょうゆ	少々

作り方

① 白菜は芯と葉に分け、芯は5cm長さに切り、繊維に沿うように1cm幅に切る。葉はざく切りにする。大葉は縦半分に切り、千切りにする。

② ボウルに①、玉ねぎヨーグルト、かつお節、しょうゆを入れて和える。

POINT
白菜のビタミンCは加熱で壊れてしまいます。生で食べると効率よく摂れます。

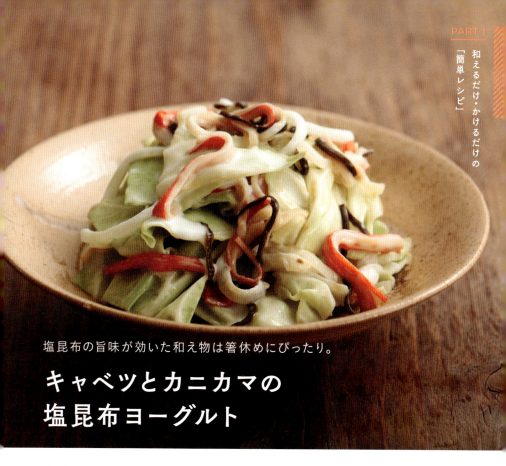

塩昆布の旨味が効いた和え物は箸休めにぴったり。

キャベツとカニカマの塩昆布ヨーグルト

材料（2人分）

キャベツ	100g
かに風味かまぼこ	4本
玉ねぎヨーグルト	**50g**
塩昆布	5g

作り方

❶ キャベツは一口大のざく切りにする。かに風味かまぼこは手で細くさく。

❷ ボウルに①、玉ねぎヨーグルト、塩昆布を入れて和える。

POINT

キャベツに含まれるビタミンUは、胃腸薬にも含まれる胃に効く成分です。

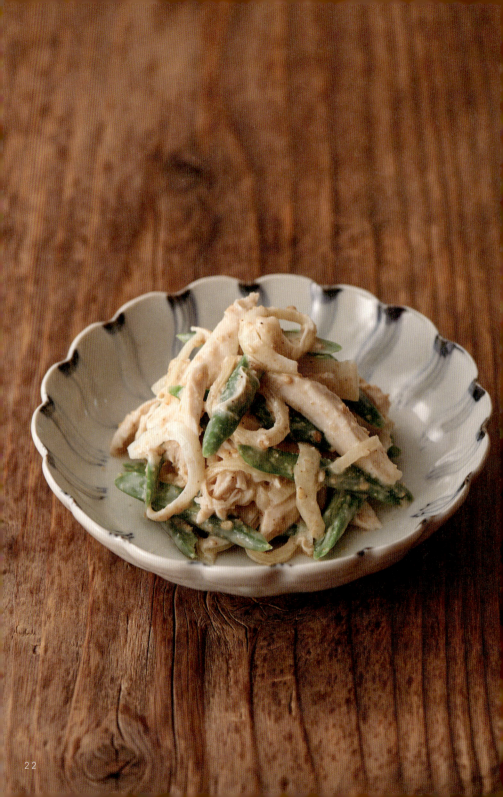

ささみといんげんの
ごまヨーグルト和え

ごまとヨーグルトの合わせだれがクセになるおいしさ。
低脂肪高タンパクのささみと合わせてヘルシーに。

PART 1 和えるだけ・かけるだけの「簡単レシピ」

材料（2人分）

鶏ささみ肉	2本
いんげん	6本
酒	大さじ1
A　**玉ねぎヨーグルト**	**50g**
白すりごま	大さじ1
砂糖	小さじ½
しょうゆ	少々

作り方

① 鶏肉は筋をとり、厚い部分に切り込みを入れて開く。いんげんはヘタを切り落とす。

② 鶏肉は耐熱皿にのせて酒をふり、ふんわりとラップをして電子レンジ（600W）で2分加熱する。そのまま冷まし、粗熱が取れたら食べやすい大きさにさく。いんげんは耐熱皿にのせて水大さじ1（分量外）をふり、ぴったりとラップをして電子レンジ（600W）で1〜1分半加熱する。そのまま粗熱を取り、4cm程の斜め切りにする。

③ ボウルにAを合わせて混ぜ、鶏肉といんげんを入れて和える。しょうゆをたらして混ぜ、味を調える。

POINT
ごまには、強い抗酸化作用のあるセサミンが豊富に含まれています。

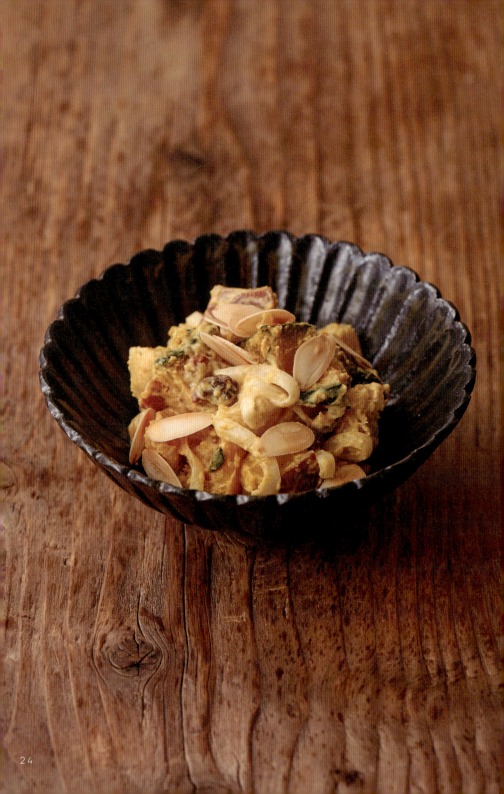

さつまいもとかぼちゃの
カレーヨーグルトサラダ

カレーとヨーグルトは相性抜群。
さつまいもとかぼちゃの素朴な甘みが楽しめます。

PART 1
和えるだけ・かけるだけの「簡単レシピ」

材料 (2人分)

玉ねぎヨーグルト	**60g**
レーズン	大さじ1
さつまいも	120g
かぼちゃ	120g
カレー粉	小さじ1
素焼きアーモンドスライス	適宜

作り方

① 玉ねぎヨーグルトにレーズンを入れる。さつまいもは皮つきのままよく洗い、2cm角に切る。さっと水にさらして水気をきる。かぼちゃは種を取り、3cm角に切る。

② 鍋にさつまいもとかぼちゃ、かぶるくらいの水を入れて火にかける。沸いたら弱火にして10分程ゆでる。さつまいもにスッと竹串が通るまでゆでたら湯を捨てる。再び鍋を弱火にかけ、カレー粉を加えて全体になじませて火を止める。かぼちゃは大きく崩す。

③ ①の玉ねぎヨーグルトとレーズンを加えて和え、器に盛る。好みでアーモンドスライスをのせる。

POINT
かぼちゃは免疫力を高めるはたらきのあるビタミンAが豊富です。

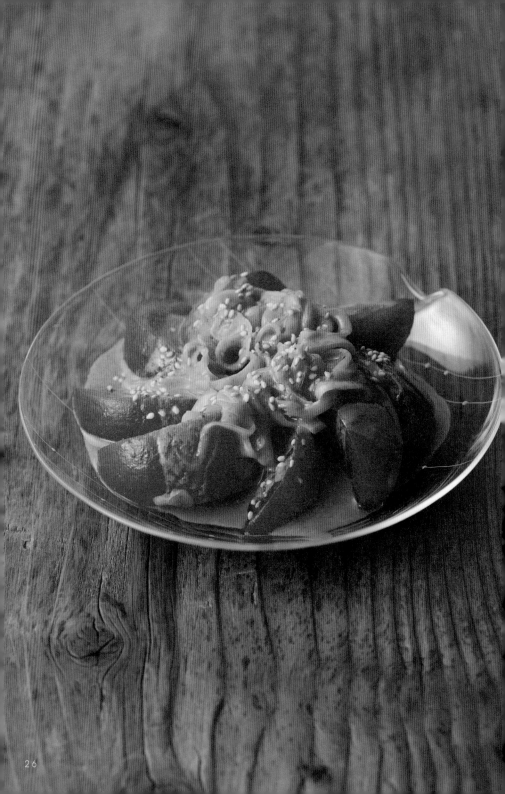

冷やしトマトの
ピリ辛ヨーグルトだれ

健康にも美容にもよい栄養素たっぷりのトマト。
ピリ辛味のたれでたくさん食べられます。

PART 1
和えるだけ・かけるだけの「簡単レシピ」

材料 (2人分)

トマト	1個
玉ねぎヨーグルト	**60g**
A　コチュジャン、 　　しょうゆ、 　　はちみつ、 　　ごま油	各小さじ1
白いりごま	適量

作り方

① 鍋に湯を沸かし、トマトを入れて15秒程転がすようにゆでて冷水にとる。ヘタを取り、皮をむいてくし形に切る。器に盛り、ラップをして冷蔵庫で冷やす。

② ボウルに玉ねぎヨーグルトとAを入れてよく混ぜ、冷蔵庫に入れて冷やす。

③ 食べる直前に①の冷やしたトマトに②をかけて白いりごまをふる。

POINT
トマトに含まれるリコピンには抗酸化作用があり、動脈硬化の予防に効果的。

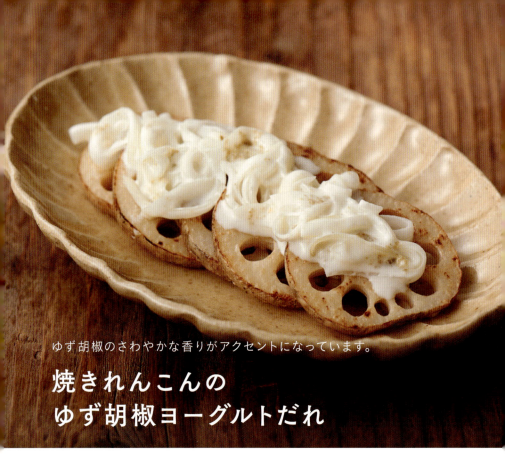

ゆず胡椒のさわやかな香りがアクセントになっています。

焼きれんこんの ゆず胡椒ヨーグルトだれ

材料（2人分）

れんこん	小1節
オリーブオイル	適量
玉ねぎヨーグルト	**80g**
ゆず胡椒	少々

作り方

① れんこんは皮つきのままよく洗い、1cm幅の輪切りにする。

② フライパンにオリーブオイルを熱し、れんこんを並べ入れる。焼き色がついたら裏返して両面じっくり焼く。

③ 器にれんこんを並べ、玉ねぎヨーグルトとゆず胡椒をよく混ぜ合わせてかける。

POINT

れんこんに含まれるムチンは、美肌や動脈硬化予防に効果的です。

PART 1 和えるだけ・かけるだけの「簡単レシピ」

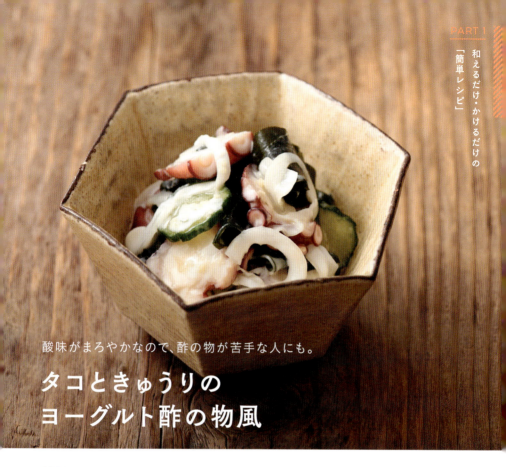

酸味がまろやかなので、酢の物が苦手な人にも。

タコときゅうりの ヨーグルト酢の物風

材料（2人分）

- ゆでタコ ………… 1本（約80g）
- きゅうり ………… ½本
- わかめ（水で戻したもの）……… 40g
- しょうが（すりおろし）… ½かけ分
- しょうゆ ………… 小さじ½
- **玉ねぎヨーグルト** ………… 40g

POINT
タコには良質なタンパク質がたくさん。低カロリーなのもうれしい食材です。

作り方

❶ タコは5mm幅のそぎ切りにする。きゅうりは小口切りにし、塩少々（分量外）をふって5分程おき水気を絞る。わかめはざく切りにして、さっと湯通しをして水気をきる。

❷ ボウルに①としょうが、しょうゆを入れて全体になじませ、玉ねぎヨーグルトを加えて和える。

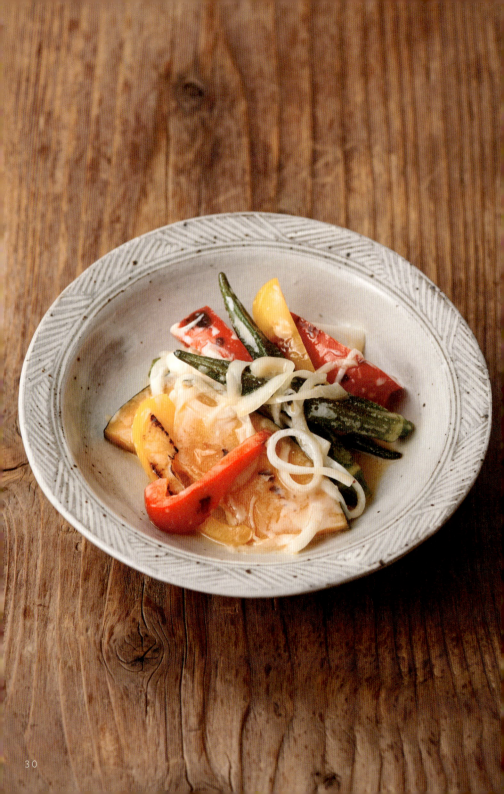

PART 1 和えるだけ・かけるだけの「簡単レシピ」

焼き野菜の
ヨーグルト南蛮漬け

カラフルな野菜をこんがり焼いて南蛮漬けに。
それぞれの野菜の個性を味わってください。

材料（2人分）

パプリカ（赤・黄）	各¼個
かぼちゃ	⅛個
オクラ	6本
A　酢	大さじ2
しょうゆ	大さじ1
砂糖	大さじ½
オリーブオイル	大さじ1
玉ねぎヨーグルト	**50g**

作り方

❶ パプリカはくし形に切る。かぼちゃは縦半分にして、1cm厚さのくし形に切る。オクラは塩少々（分量外）をふってうぶ毛をこすり取り、ヘタの先を切り落としてガクをぐるりとむく。バットにAを入れて混ぜ合わせる。

❷ フライパンにオリーブオイルを熱し、①の野菜を並べ入れて両面をじっくり焼く。焼けた順に①のバットに入れ、裏表を返して漬けだれをなじませる。

❸ 全て漬けたら玉ねぎヨーグルトを加え、かぼちゃを崩さないようにざっくり混ぜてなじませる。粗熱が取れたらラップをして冷蔵庫で冷やす。

POINT

オクラのねばねば成分は、水溶性食物繊維であるムチンです。

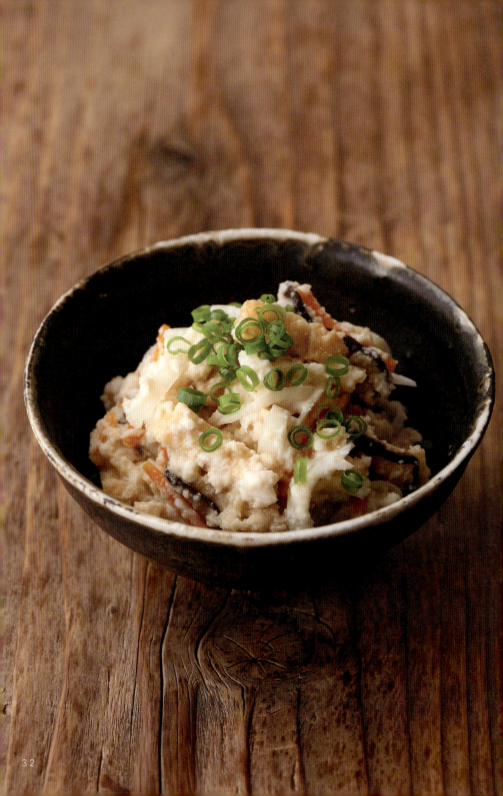

PART 1 和えるだけ・かけるだけの「簡単レシピ」

ヨーグルトで
しっとりおから煮

栄養価の高いおからは積極的に摂りたい食材。
やさしい味つけにし、しっとりと食べやすく仕上げました。

材料（2人分）

にんじん	3cm分
しいたけ	2枚
油揚げ	1枚
ごま油	大さじ1
おから	100g
A｜かつお昆布出汁	200㎖
｜砂糖、しょうゆ	各大さじ1
玉ねぎヨーグルト	**80g**
青ねぎ（小口切り）	適宜

作り方

① にんじんは細切りにする。しいたけは石づきを取り、薄切りにする。軸は手で細くさく。油揚げは熱湯を回しかけて油を抜き、縦半分にして5mm幅に切る。

② 鍋にごま油を熱し、①を入れて炒める。にんじんがしんなりしたらおからとAを入れる。沸いたら弱火にして、時々木べらで鍋底をかき混ぜながら、水分がなくなるまで5分程煮る。火を止めて、玉ねぎヨーグルトを加えて混ぜる。器に盛り、好みで青ねぎをふる。

POINT
豆乳の搾りかすであるおからは、食物繊維やカルシウムが豊富です。

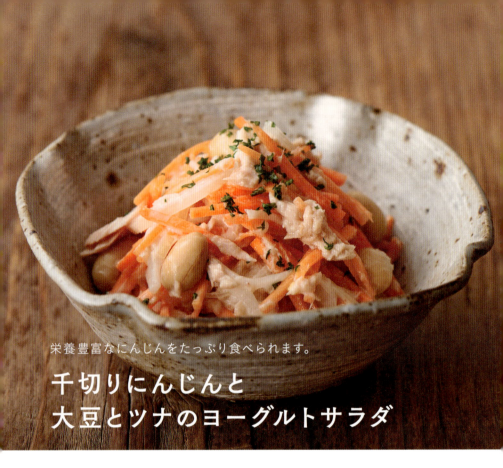

栄養豊富なにんじんをたっぷり食べられます。

千切りにんじんと大豆とツナのヨーグルトサラダ

材料（2人分）

- にんじん ……………………… 小1本
- ツナ ……………………… 小1缶(70g)
- 大豆（ドライパック） ……………… 45g
- **玉ねぎヨーグルト** ……………… **50g**
- パセリ（みじん切り） ……………… 適宜

作り方

① にんじんは5cm長さの千切りにする。ツナは軽く油をきる。

② ボウルに①と大豆を入れ、玉ねぎヨーグルトを加えて和える。器に盛り、好みでパセリをふる。

POINT
にんじんに含まれるカロテンは、免疫力をアップさせてくれます。

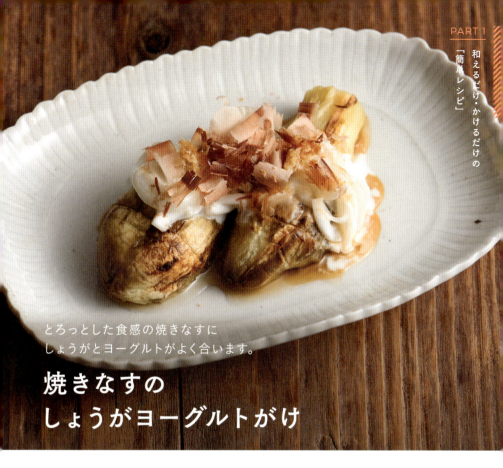

PART 1 和えるだけ・かけるだけの「簡単レシピ」

とろっとした食感の焼きなすに
しょうがとヨーグルトがよく合います。

焼きなすの
しょうがヨーグルトがけ

材料（2人分）

なす ……………………………… 4本
玉ねぎヨーグルト …………… **60g**
しょうが（すりおろし）、かつお節
……………………………… 各適量
しょうゆ ………………………… 少々

POINT
焼いたなすは水で冷やさず、竹串か、指先を水で冷やしながら皮をむきます。

作り方

① なすはガクをぐるりと取り、皮に縦に浅く切り込みを5か所程入れる。

② フライパンを熱し、なすを並べる。転がしながら皮全体が黒く焦げるまで焼く。竹串等を使ってやけどしないように皮をむき、ヘタを切り落として食べやすい大きさに切る。器に盛り、玉ねぎヨーグルトをかけてしょうがとかつお節をのせ、しょうゆをたらす。

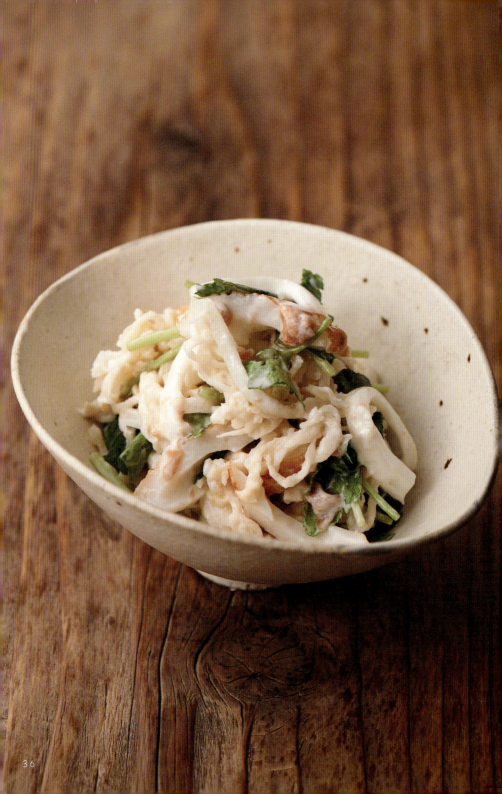

ちくわと切り干し大根と みつばの梅ヨーグルト和え

シャキシャキ食感がおいしい切り干し大根。
みつばの香り、梅干しの酸味が効いた和え物にしました。

材料（2人分）

切り干し大根	20g
ちくわ	1本
みつば	20g
梅干し	1個
玉ねぎヨーグルト	**60g**

作り方

❶ 切り干し大根はよく洗って水につけて戻し、水気を絞る。ちくわは縦半分に切り、斜め切りにする。みつばは根を切り落として3cm幅のざく切りにする。梅干しは種を取って包丁でたたく。

❷ ボウルに①と玉ねぎヨーグルトを入れて和える。

POINT
切り干し大根は食物繊維豊富。カリウムや鉄分も含まれています。

PART 1 　和えるだけ・かけるだけの「簡単レシピ」

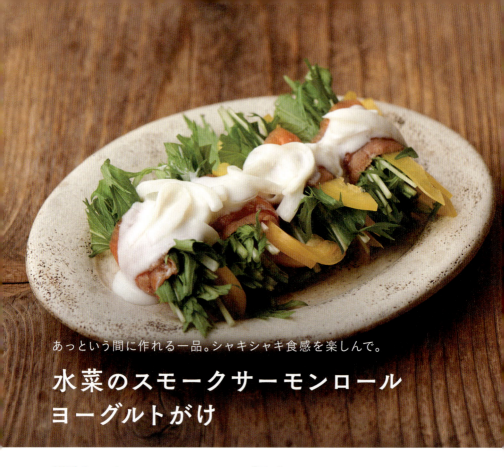

あっという間に作れる一品。シャキシャキ食感を楽しんで。

水菜のスモークサーモンロール ヨーグルトがけ

材料（2人分）

水菜 ………………………………… ¼束
パプリカ（黄）……………………… ¼個
スモークサーモン ………………… 8枚
玉ねぎヨーグルト ……………… **30g**

作り方

① 水菜は5cm幅に切る。パプリカは細切りにする。

② スモークサーモンを広げ、水菜とパプリカを等分にのせて手前から巻く。

③ 器に②を並べ、玉ねぎヨーグルトをかける。

POINT
スモークサーモンの代わりに、生ハムを使ってもOKです。

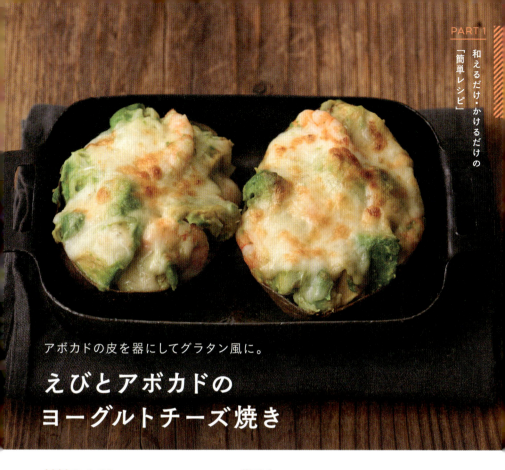

PART1 和えるだけ・かけるだけの「簡単レシピ」

アボカドの皮を器にしてグラタン風に。

えびとアボカドの ヨーグルトチーズ焼き

材料（2人分）

アボカド	1個
ボイルむきえび	60g
玉ねぎヨーグルト	**80g**
ピザ用チーズ	30g

作り方

❶ アボカドは半分に切って種を取る。スプーンで一口大にすくい取り、ボウルに入れる。ボイルむきえびと玉ねぎヨーグルトを加えて和え、アボカドの皮に等分に詰める。

❷ 耐熱皿に①を並べてピザ用チーズをのせ、トースターでチーズがこんがりするまで4〜5分焼く。

POINT
アボカドには老化防止や美肌に役立つオレイン酸が含まれています。

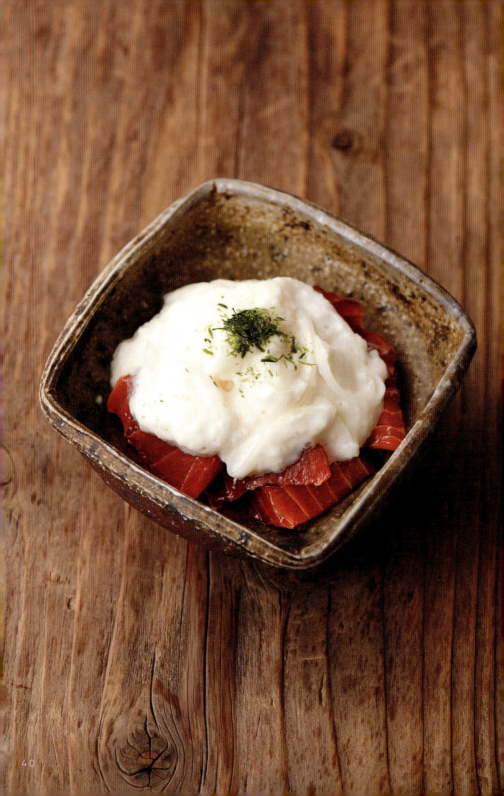

漬けまぐろの
ヨーグルトやまかけ

まぐろのやまかけにも玉ねぎヨーグルトをプラス。
玉ねぎの食感がアクセントになっています。

PART 1　和えるだけ・かけるだけの「簡単レシピ」

材料 (2人分)

まぐろ (ぶつ切り)	100g
A しょうゆ	大さじ1
酒	大さじ1
みりん	小さじ1
だし昆布 (5cm角)	1枚
やまいも	80g
玉ねぎヨーグルト	**30g**
青のり	適宜

作り方

① 耐熱容器にAを入れて混ぜ合わせ、電子レンジ (600W) で40秒程加熱して煮立たせる。ボウルに移し、だし昆布を入れて冷ます。

② ①にまぐろを漬け、ぴったりとラップをして冷蔵庫で15分以上おく。

③ やまいもは皮をむいてすりおろし、玉ねぎヨーグルトを入れて混ぜる。

④ ②の漬けだれを切って器に盛り、③をかける。好みで青のりをふる。

POINT
まぐろには脳を活性化させるDHA、生活習慣病を予防するEPAが含まれます。

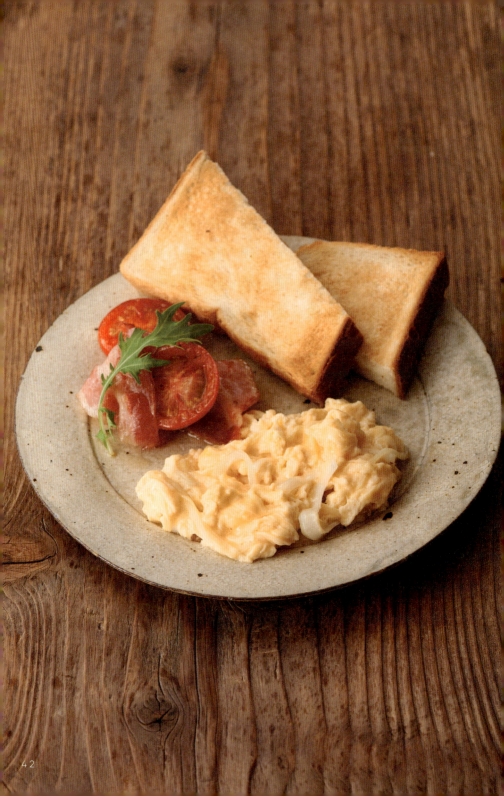

スクランブル
ヨーグルトエッグ

いつものスクランブルエッグがふわふわ&クリーミーに。
トーストや野菜と合わせて朝ごはんにどうぞ。

PART 1 和えるだけ・かけるだけの「簡単レシピ」

材料（2人分）

卵	2個
玉ねぎヨーグルト	**30g**
オリーブオイル	大さじ1
付け合わせ	トマト、ベーコン、食パン等

作り方

❶ ボウルに卵を割り入れて溶き、玉ねぎヨーグルトを加えて混ぜる。トマトはヘタを取って横半分に切る。ベーコンは食べやすい長さに切る。

❷ フライパンにオリーブオイル少々（分量外）を熱し、トマトとベーコンを焼いて器に盛る。

❸ フライパンをさっとふいてオリーブオイルを熱し、①の卵液を流し入れる。菜箸で大きく円を描くように混ぜ、好みのかたさになったら器に盛る。トーストして半分に切った食パンを添える。

POINT
付け合わせのトマトは、軽く焼くことでリコピンが吸収されやすくなります。

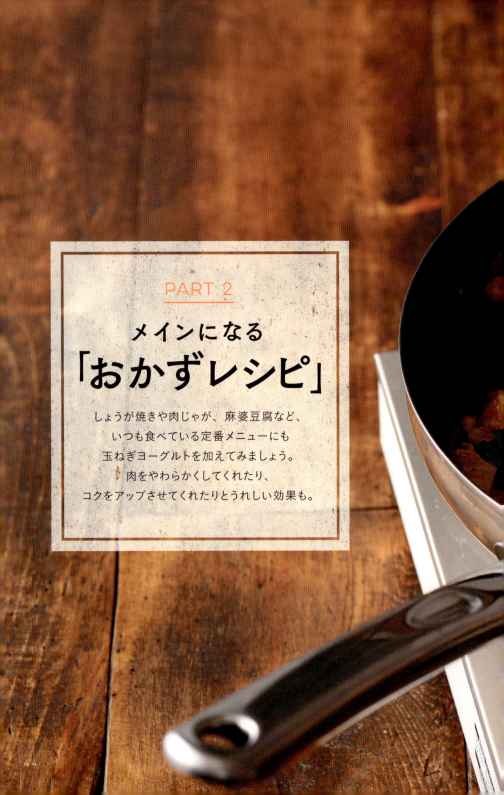

PART 2
メインになる「おかずレシピ」

しょうが焼きや肉じゃが、麻婆豆腐など、
いつも食べている定番メニューにも
玉ねぎヨーグルトを加えてみましょう。
肉をやわらかくしてくれたり、
コクをアップさせてくれたりとうれしい効果も。

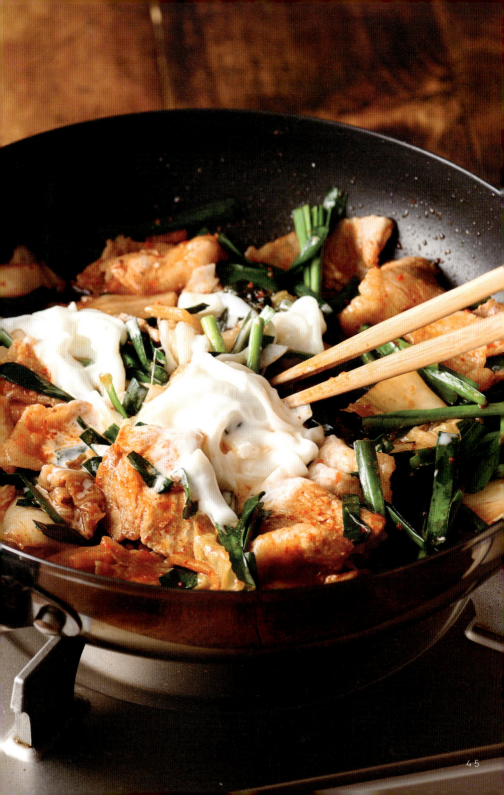

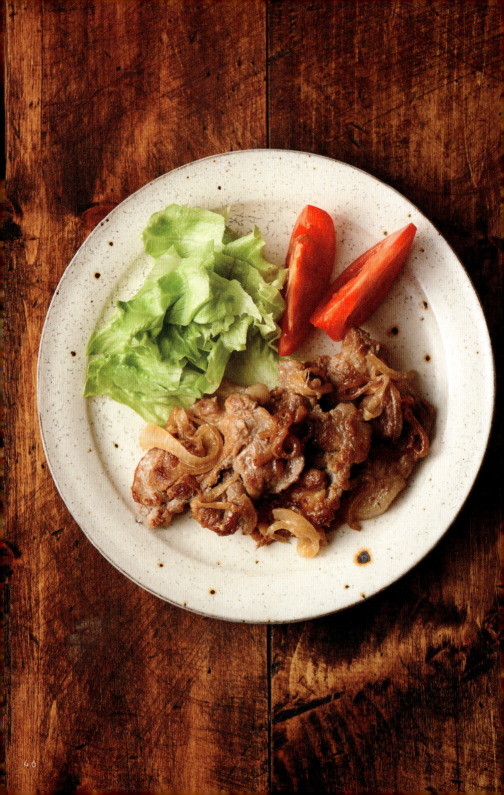

PART 2 メインになる「おかずレシピ」

ヨーグルト
豚のしょうが焼き

食べ応え満点のしょうが焼きは漬けだれごと炒めるのがコツ。
じっくり漬け込むことでお肉がやわらかく仕上がります。

材料（2人分）

豚肩ロース薄切り肉 ……… 200g
A│**玉ねぎヨーグルト** ……… **80g**
　│しょうが（すりおろし）
　│ ……………………………… 1かけ分
　│しょうゆ ………………… 大さじ1
　│はちみつ ………………… 小さじ1
オリーブオイル ………… 大さじ1
付け合わせ …… レタス、トマト等

作り方

① ボウル（又は保存袋）にAを入れてよく混ぜ、豚肉を広げながら入れて全体になじませる。ラップをぴったり落として、冷蔵庫に入れ1時間〜一晩おく。

② フライパンにオリーブオイルを熱し、①を漬けだれごと入れる。肉を広げるようにほぐして炒める。器に盛り、一口大にちぎったレタスとくし形に切ったトマトを添える。

POINT
豚肉は「疲労回復のビタミン」と呼ばれるビタミンB_1が豊富です。

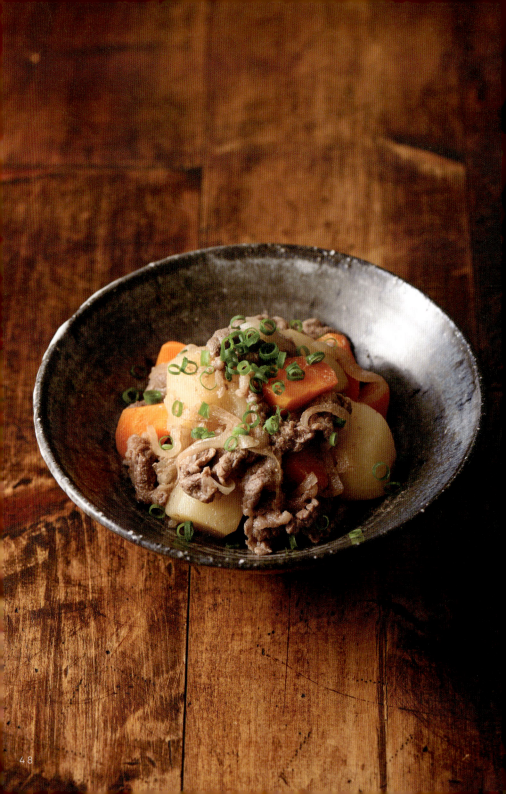

PART 2 メインになる「おかずレシピ」

ヨーグルト肉じゃが

味がよく染みた肉じゃがは玉ねぎヨーグルト入りでまろやかに。
煮崩れないように煮込むのがポイントです。

材料（2人分）

牛切り落とし肉	200g
玉ねぎヨーグルト	**150g**
じゃがいも	2個
にんじん	小1本
ごま油	大さじ1
A　かつお昆布出汁	200㎖
酒、砂糖	各大さじ1
しょうゆ	大さじ1
青ねぎ（小口切り）	適量

作り方

① ボウル（又は保存袋）に牛肉と玉ねぎヨーグルトを入れて全体になじませる。ラップをぴったり落として、冷蔵庫に入れて1時間〜一晩おく。

② じゃがいもは一口大に、にんじんは小さめの乱切りにする。

③ 鍋にごま油を熱し、じゃがいもとにんじんを入れて炒める。全体に油がまわったらAを入れて沸かし、①を漬けだれごと入れる。牛肉を広げるようにほぐして、再度沸いたらアクを取って弱火にする。落としぶたをして5分煮る。しょうゆを加えて更に2〜3分煮る。器に盛り、青ねぎをのせる。

POINT
牛肉にはタンパク質や鉄分が多く含まれ、風邪や貧血予防に役立ちます。

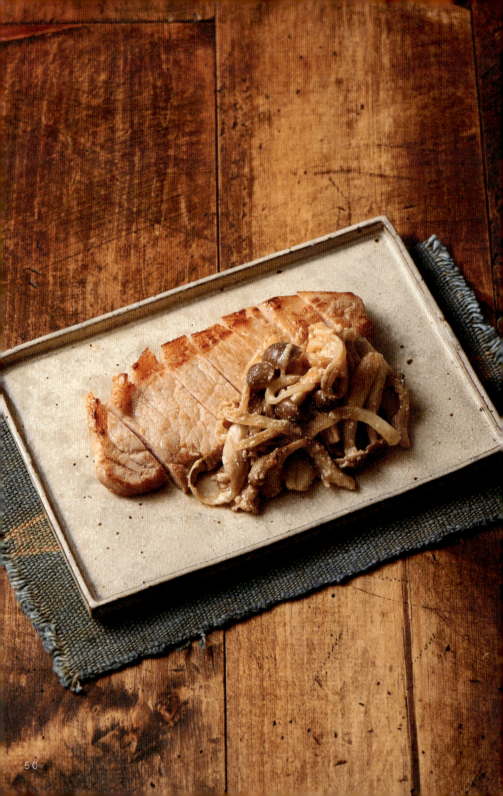

みそヨーグルト漬け
豚ロースときのこのソテー

みそとヨーグルト、ダブルの発酵食品を漬けだれに。
食物繊維豊富なきのこもたっぷり食べられます。

PART 2 メインになる「おかずレシピ」

材料 (2人分)

豚ロース肉	2枚(約200g)
A　**玉ねぎヨーグルト**	**100g**
みそ	小さじ2
しめじ	½パック
まいたけ	½パック
オリーブオイル	適量
酒	大さじ1

作り方

① 豚肉は筋切りをする。ボウル(又は保存袋)にAを入れてよく混ぜ、豚肉を入れて全体になじませる。ぴったりとラップをし、冷蔵庫に入れて一晩おく。

② しめじとまいたけは石づきを取り、食べやすくほぐす。

③ フライパンにオリーブオイルを薄くひいて熱し、漬けだれをざっと取った①の豚肉を並べ入れる。焼き色がついたら裏返し、3〜4分焼いてまな板に取り出し、粗熱が取れたら食べやすく切って器に盛る。

④ ③のフライパンをさっとふいてオリーブオイル大さじ1(分量外)を熱し、しめじとまいたけを入れて炒める。焼き色がついたら①の漬けだれと酒を加えて炒め、豚肉に添える。

POINT
ローカロリーのきのこには、水溶性食物繊維が豊富に含まれています。

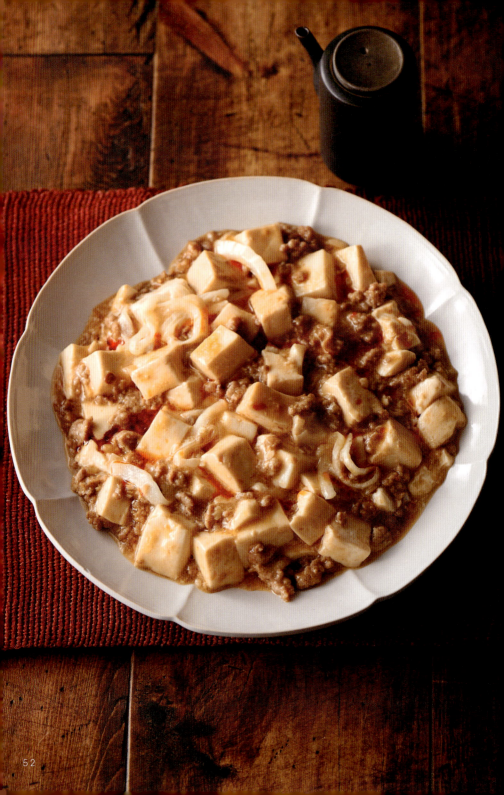

ヨーグルト麻婆豆腐

ヨーグルトの酸味で辛さがマイルドに。
玉ねぎヨーグルトは最後に加えるのがポイントです。

材料（2人分）

豆腐（絹ごし）	1丁（300g）
にんにく	1かけ
ごま油	小さじ1
豚ひき肉	100g
豆板醤	小さじ½
A 水	100mℓ
みそ	大さじ1
しょうゆ、はちみつ	各小さじ1
B 水	大さじ1
片栗粉	小さじ1
玉ねぎヨーグルト	**60g**
ラー油（又はごま油）	適量

作り方

① 豆腐は水をきり、1.5cm角に切る。にんにくはみじん切りにする。

② フライパンにごま油を熱し、豚肉を押し広げるように焼く。片面に焼き色がついたらほぐすように炒める。にんにくと豆板醤を加えて炒め、香りが立ったらAを入れる。煮立ったら豆腐を入れて2〜3分煮詰め、よく混ぜたBを回し入れて薄くとろみがついたら火を止める。

③ 玉ねぎヨーグルトを加えて大きく混ぜ、器に盛ってラー油をたらす。

> **POINT**
> 玉ねぎヨーグルトの玉ねぎがねぎの代わりになるので、入れなくてOKです。

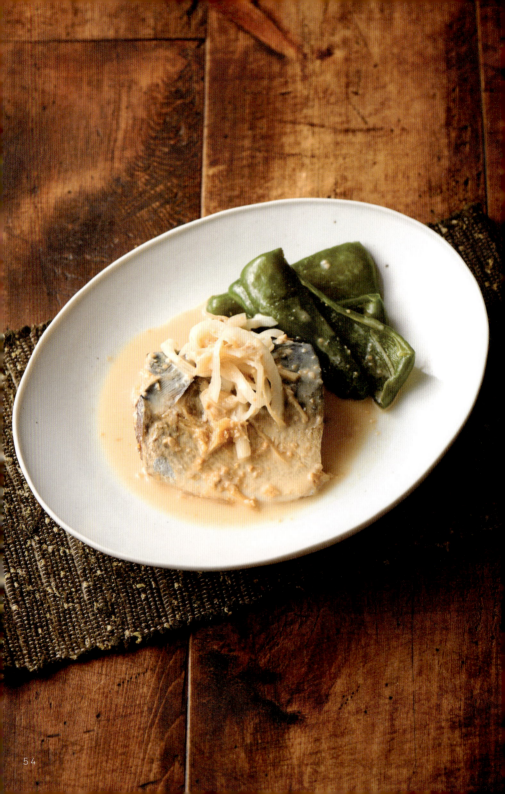

PART 2 メインになる「おかずレシピ」

さばのヨーグルトみそ煮

定番の和食も玉ねぎヨーグルトでコクがアップ。
付け合わせのピーマンがほろ苦でおいしい。

材料（2人分）

さば	2切れ
ピーマン	2個
しょうが	1かけ
A　水	200㎖
酒	大さじ2
みそ	大さじ1
砂糖	小さじ1
玉ねぎヨーグルト	**60g**

作り方

❶ さばは皮目に十字の切り込みを入れ、熱湯を回しかけて水気をふく。ピーマンはヘタと種を取り、縦4等分に切る。しょうがは千切りにする。

❷ 鍋にしょうがとAを入れて火にかけ、沸いたらさばの皮目を上にして並べ入れる。スプーンで煮汁を皮目にかけながら煮汁を1～2分煮立たせたら、空いたところにピーマンを加えて弱火にし、落としぶたをして10分煮る。

❸ 落としぶたを取り、ピーマンを器に盛る。さばと煮汁は強めの中火にかけ、2～3分煮詰める。火を止めて玉ねぎヨーグルトを加えて絡め、器に盛る。

POINT
さばは抗酸化作用のあるセレンの含有量が食べ物の中でもトップクラスです。

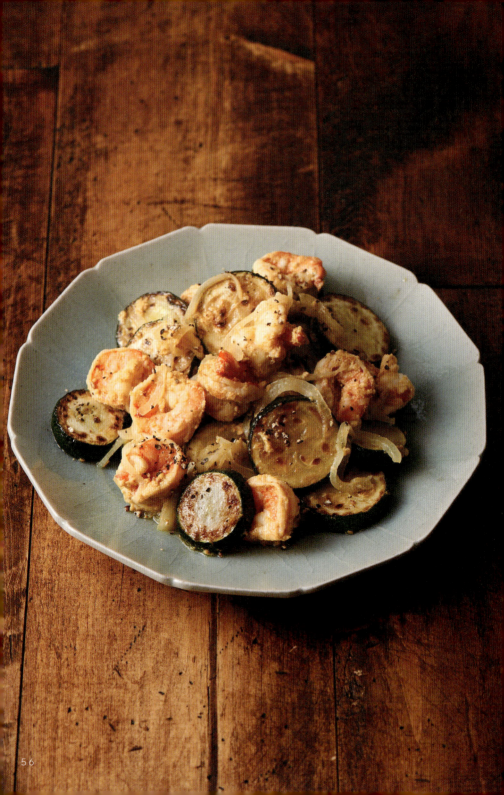

えびとズッキーニの
ヨーグルトカレー炒め

カレー風味のスパイシーな炒め物は
お酒のおつまみにもぴったりの一品。

材料（2人分）

ブラックタイガー	10尾
A **玉ねぎヨーグルト**	**80g**
カレー粉	小さじ½
ズッキーニ	1本
にんにく	1かけ
オリーブオイル	大さじ1
粗挽き黒胡椒	適量

作り方

❶ ブラックタイガーは殻をむき、背中を開いて背ワタを取る。ボウル（又は保存袋）にAを入れてよく混ぜ、ブラックタイガーを入れて全体をなじませる。ぴったりとラップをし、冷蔵庫で1時間〜一晩おく。

❷ ズッキーニは1㎝幅に切る。にんにくは包丁の腹でつぶす。

❸ フライパンにオリーブオイルとにんにくを入れて熱し、香りが立ってきたらズッキーニを入れる。薄く焼き色がついたら①を漬けだれごと加えて2〜3分炒め、粗挽き黒胡椒をふる。

> **POINT**
> えびに豊富に含まれるタンパク質は疲労回復、免疫力アップに効果的です。

PART 2　メインになる「おかずレシピ」

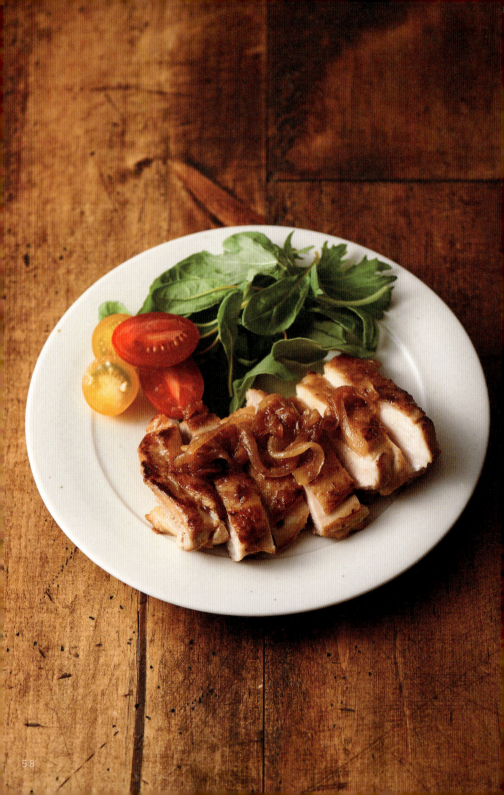

PART 2 メインになる「おかずレシピ」

ヨーグルト照り焼きチキン

少ない材料で手軽に作れる人気の一品。
漬け込むことで鶏肉がしっとりやわらかく仕上がります。

材料（2人分）

鶏もも肉 ……… 大1枚（約300g）
玉ねぎヨーグルト …………… **80g**
オリーブオイル ……………… 少々
A｜しょうゆ、酒、砂糖
　　　　　　　　　 各小さじ2
付け合わせ
　…… ベビーリーフ、ミニトマト等

作り方

❶ 鶏肉は余分な脂を取り、皮目にフォークで数か所穴を開けて半分に切る。ボウル（又は保存袋）に鶏肉と玉ねぎヨーグルトを入れて全体になじませる。ぴったりとラップをし、冷蔵庫に入れて一晩おく。

❷ フライパンにオリーブオイルを薄くひいて熱し、①の鶏肉の皮目を下にして並べ入れる。鶏肉の上に漬けだれをかけ、ふたをして弱火で3分焼き、裏返してもう一度ふたをして3分焼く。

❸ Aを加えて2〜3回ひっくり返しながらたれを煮詰めて絡める。食べやすく切って器に盛り、ベビーリーフとミニトマトを添える。

POINT
鶏肉の部位は、やわらかくて旨みとコクのあるもも肉がおすすめです。

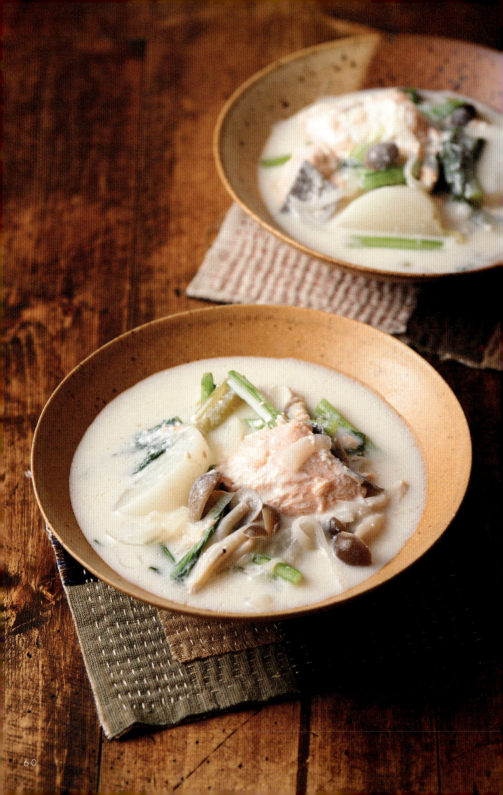

PART 2 メインになる「おかずレシピ」

鮭のヨーグルト豆乳スープ

栄養価の高い鮭とトロトロやわらかいかぶを
ヨーグルトの酸味がやさしく効いたスープにしました。

材料（2人分）

生鮭	2切れ
玉ねぎヨーグルト	**100g**
かぶ	2個
しめじ	½パック
かつお昆布出汁	400㎖
豆乳	200㎖

作り方

① 生鮭は4等分のそぎ切りにする。ボウル（又は保存袋）に生鮭と玉ねぎヨーグルトを入れて全体になじませる。ぴったりとラップをし、冷蔵庫に入れて1時間〜一晩おく。

② かぶは葉を3cm残して切り、皮をむいて4〜6等分のくし形に切る。水につけて竹串で葉の間の土を取り除き、水気をきる。残ったかぶの葉は4cm幅に切る。しめじは石づきを取り、小房に分ける。

③ 鍋にかつお昆布出汁を沸かし、かぶと①を漬けだれごと入れる。沸いたらアクを取り、しめじを加えて弱火にする。かぶがやわらかくなるまで10分程煮たら、かぶの葉を加えて1〜2分煮て火を止める。豆乳を加えて再度弱火にかけ、沸騰させないように温める。

POINT
鮭はエネルギー代謝や美肌づくりに役立つビタミンB群が豊富です。

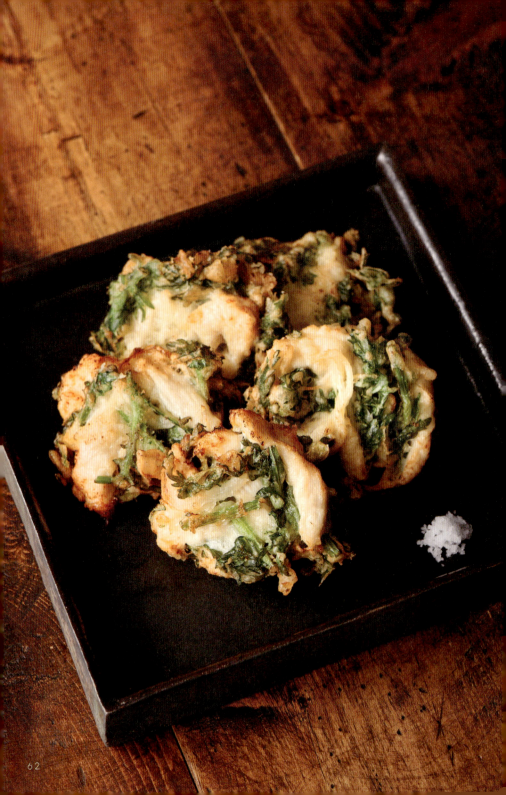

鶏むねヨーグルトと春菊の フライパンかき揚げ

PART 2 メインになる「おかずレシピ」

春菊の香りが効いた鶏むね肉のかき揚げ。
フライパンで揚げることで、少ない油で作ることができます。

材料（2人分）

鶏むね肉	1枚（約230g）
玉ねぎヨーグルト	**100g**
春菊	¼束
天ぷら粉	大さじ4
水	大さじ3
揚げ油	適量
塩	適宜

作り方

❶ 鶏肉は1cm角の棒状に切る。ボウル（又は保存袋）に鶏肉と玉ねぎヨーグルトを入れて全体になじませる。ぴったりとラップをし、冷蔵庫に入れて一晩おく。

❷ 春菊は3cm幅に切る。①に天ぷら粉大さじ1を加えてなじませる。

❸ 別のボウルに残りの天ぷら粉大さじ3と水を入れて、ダマがなくなるまでよく混ぜ、②を全て入れて混ぜる。

❹ フライパンに油を1cm程の高さまで注いで熱し、③を5cm程度の平たい丸形に整えて木べらにのせ、菜箸でそっと滑らせるように落とす。2〜3分揚げて裏返し、両面カリッとしたら取り出して油をきる。器に盛り、好みで塩を添える。

POINT
春菊に含まれるβカロテンは抵抗力をつけるので風邪の予防に役立ちます。

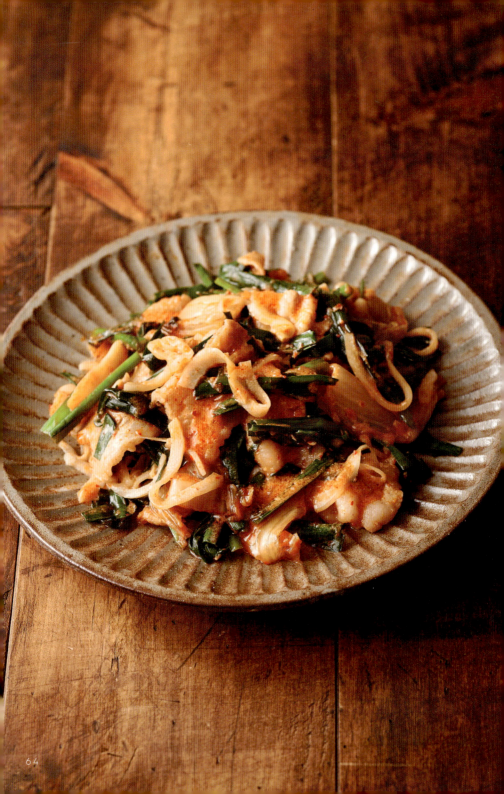

豚ニラ
ヨーグルトキムチ炒め

ごはんがすすむ豚バラ肉とキムチの炒め物。
ヨーグルトの酸味が加わりさわやかに仕上がります。

材料（2人分）

豚バラ薄切り肉	120g
ニラ	1束
白菜キムチ	150g
ごま油	大さじ1
玉ねぎヨーグルト	**80g**

作り方

① 豚肉は4cm幅に切る。ニラは5cm幅のざく切りにする。白菜キムチは大きければざく切りにする。

② フライパンにごま油を熱し、豚肉を入れて炒める。色がかわったら白菜キムチを加えて2分程炒め、ニラを加えてさっと炒める。火を止めて玉ねぎヨーグルトを加えて混ぜ、器に盛る。

POINT
ニラに含まれるアリシンは、ビタミンB₁の吸収を高めるので豚肉と相性抜群。

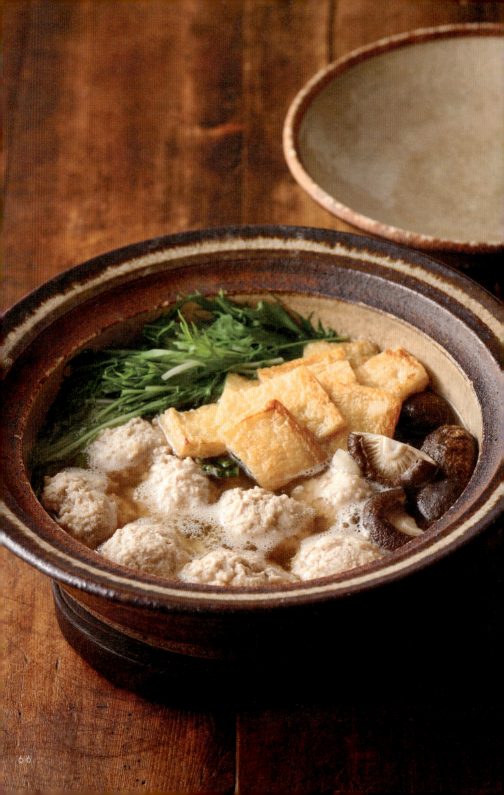

ふわふわ
鶏ヨーグルト団子鍋

玉ねぎヨーグルトを混ぜ込んだ鶏団子はふわふわに。
焼いた油揚げの香ばしさがアクセントになっています。

材料（2人分）

鶏ひき肉（もも）	200g
塩	ひとつまみ
A **玉ねぎヨーグルト**	**60g**
しょうが（すりおろし）	1かけ分
片栗粉	小さじ2
水菜	½束
しいたけ	4枚
油揚げ	1枚
B かつお昆布出汁	500mℓ
酒	大さじ2
しょうゆ	大さじ½

作り方

❶ ボウルに鶏肉と塩を入れて白っぽくなるまでよく混ぜ、Aを加えてさらに混ぜる。

❷ 水菜は5cm幅に切る。しいたけは軸を取り、2等分に切る。油揚げはフライパンで両面を焼き、8等分に切る。

❸ 土鍋にBを入れて火にかけ、沸いたら弱火にする。①をスプーン2本でピンポン玉くらいの大きさに丸めてそっと落とす。全て丸く落としたら5分煮る。しいたけを入れて2～3分煮て、水菜と油揚げを入れる。水菜がくったりしたら火を止める。

POINT
玉ねぎヨーグルトを入れると、卵を入れなくても鶏団子がふんわりします。

PART 2 メインになる「おかずレシピ」

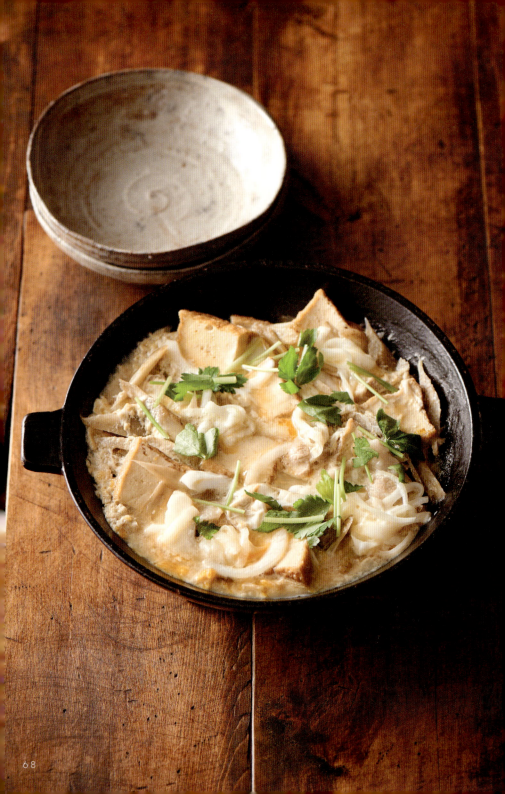

豚バラと厚揚げの
ヨーグルト柳川風

旨味たっぷりの豚バラ肉と厚揚げを卵とじで柳川風に。
食物繊維豊富なごぼうをたくさん食べられます。

材料（2人分）

豚バラ薄切り肉	80g
厚揚げ	1枚
ごぼう	20cm分
A　かつお昆布出汁	200mℓ
しょうゆ	大さじ½
卵	2個
玉ねぎヨーグルト	**40g**
みつば（ざく切り）	適宜

作り方

① 豚肉は3cm幅に切る。厚揚げは熱湯をかけて油を抜き、縦半分にして1cm幅に切る。ごぼうはささがきにして水にさっとさらして水気をきる。

② 浅い鍋（又はフライパン）にAを入れて沸かし、厚揚げとごぼうを入れて1分煮る。豚肉を入れてほぐし、さらに3〜4分程煮る。ボウルに卵を割り入れて大きく溶きほぐし、玉ねぎヨーグルトを入れて軽く混ぜて鍋に回し入れる。半熟状態で火を止め、ふたをして好みのかたさになるまで蒸らす。好みでみつばをのせる。

> **POINT**
> ごぼうには、不溶性食物繊維と水溶性食物繊維の両方が含まれています。

PART 2 メインになる「おかずレシピ」

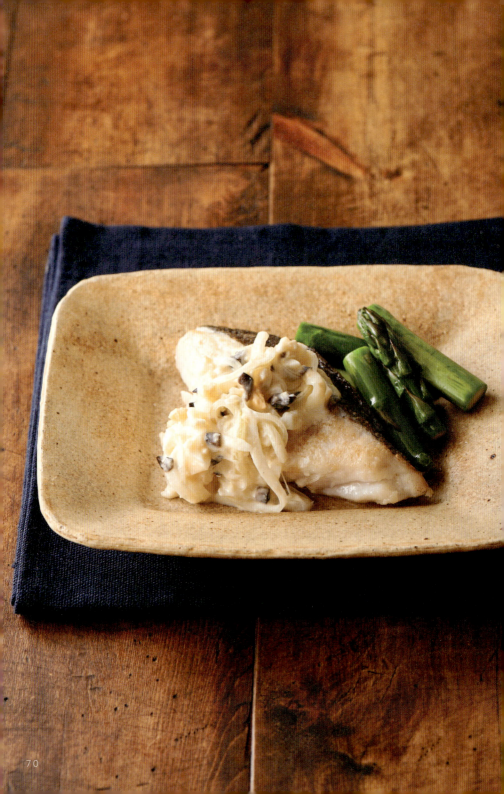

白身魚のムニエル
ヨーグルトタルタルがけ

玉ねぎヨーグルトがタルタルソースのマヨネーズ代わりに。
酸味がさわやかでヘルシーなムニエルです。

材料 (2人分)

タラ	2切れ
塩	少々
グリーンアスパラガス	4本
ブラックオリーブ (種抜き)	10g
ゆで卵	1個
玉ねぎヨーグルト	**60g**
小麦粉	大さじ1
オリーブオイル	大さじ1

作り方

① タラは塩をふって5分程おき、キッチンペーパー等で浮いてきた水気をしっかりとる。アスパラガスははかまを取り、根元から半分の皮をピーラーでむく。根元のかたい部分は切り落として5cm幅に切る。ブラックオリーブは粗く刻む。

② ボウルにゆで卵を入れ、フォークの背で細かくつぶす。ブラックオリーブと玉ねぎヨーグルトを加えてよく混ぜる。

③ タラは両面に小麦粉をまぶして余分な粉をはたいて落とす。

④ フライパンにオリーブオイルを熱し、タラを入れる。空いたところにアスパラガスを入れ、転がしながら焼く。タラは側面まで火が通って白くなってきたら裏返して1分程焼き、油をきって器に盛る。アスパラガスは焼き色がついたらタラに添えて、②のタルタルソースをかける。

POINT
タラのほかに、スズキやヒラメ、鮭などの白身魚でもおいしく食べられます。

PART 3

しっかり食べられる「主食レシピ」

麺やごはんものなどの主食レシピをご紹介。
どれも玉ねぎヨーグルトを加えることで
おいしさがアップするものばかり。
1品でおなかいっぱいになれるメニューなので
ランチにもぴったりです。

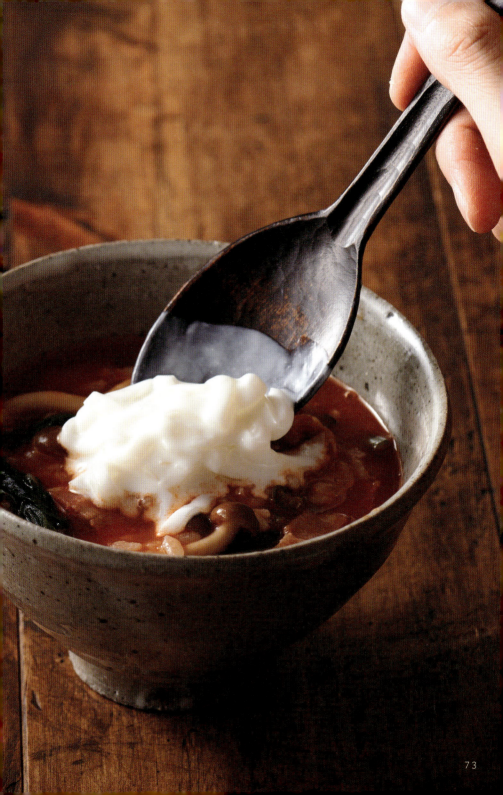

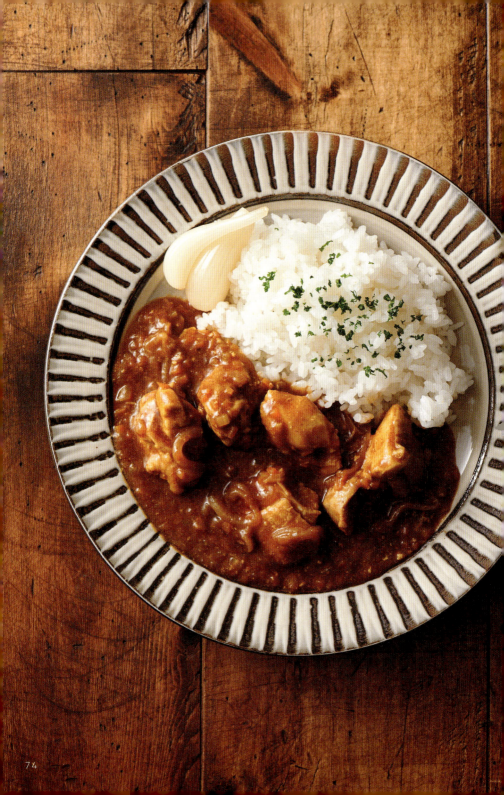

PART 3 しっかり食べられる「主食レシピ」

ヨーグルトで
やわらかチキンカレー

玉ねぎヨーグルトに漬け込むことで
ゴロゴロと大きな鶏肉もやわらかく仕上がります。

材料(2人分)

鶏もも肉	大1枚(約300g)
玉ねぎヨーグルト	**100g**
にんじん	1/3本
セロリ	1/2本
しょうが	1かけ
オリーブオイル	大さじ1
水	400mℓ
カレールウ(フレーク)	80g
ごはん	適量
パセリ(みじん切り)	適宜
らっきょう漬け	適宜

作り方

① 鶏肉は一口大に切る。ボウル(又は保存袋)に鶏肉と玉ねぎヨーグルトを入れて全体になじませる。ぴったりとラップをし、冷蔵庫に入れて1時間〜一晩おく。

② にんじんとセロリは粗いみじん切りにする。しょうがは千切りにする。

③ 鍋にオリーブオイルを熱し、②を入れて炒める。全体に油がまわったら①を漬けだれごと入れて2〜3分炒める。水を入れて、沸いたらふたをして弱火で20分煮る。一度火を止めてカレールウを溶き、再度弱火にかけてとろみがつくまで煮る。

④ 器にごはんを盛り、③をかける。好みでごはんにパセリをのせて、らっきょう漬けを添える。

POINT
独特の香りを持つセロリを入れることで、本格的な味になります。

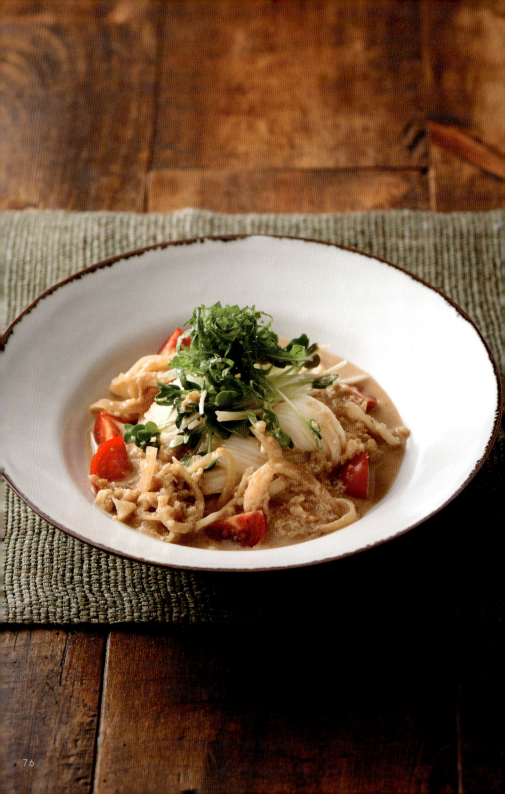

PART 3 しっかり食べられる「主食レシピ」

ヨーグルトくるみだれの ぶっかけそうめん

簡単に作れる濃厚くるみだれは
いつものそうめんとひと味違ったおいしさです。

材料（2人分）

くるみ（無塩） ……………… 50g
玉ねぎヨーグルト ………… **100g**
めんつゆ（ストレート） ……… 150mℓ
ミニトマト ……………………… 3個
かいわれ大根 ……………… 1/3パック
大葉 ……………………………… 4枚
そうめん ……………… 3束（150g）

作り方

① くるみはフライパンで乾煎りする。すり鉢にくるみを入れて粗く形が残る程度にすりつぶし（すり鉢がなければ、厚手のポリ袋に入れて叩いて細かくしてもOK）、玉ねぎヨーグルトとめんつゆを入れてのばす。ミニトマトは4等分に切る。かいわれ大根は根元を切り落とし、大葉は千切りにする。

② 鍋に湯を沸かし、そうめんを袋の表示通りにゆでる。ざるにあけて冷水にとり、流水でもみ洗いしてぬめりをとる。ざるにあけてしっかりと水気をきる。

③ 器にそうめんと①の具材をのせ、①のヨーグルトくるみだれをかける。

POINT
くるみには必須脂肪酸であるαリノレン酸やリノール酸が含まれています。

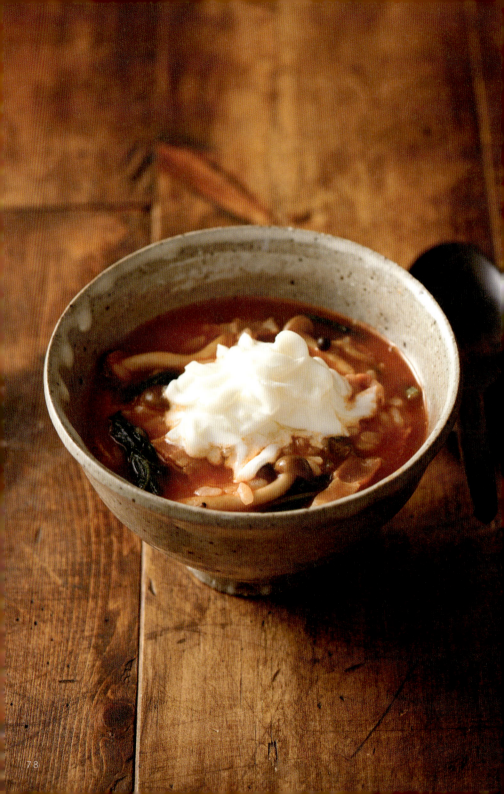

トマトとベーコンの
ヨーグルト雑炊

トマトジュースで作る雑炊はとってもさわやか。
後のせの玉ねぎヨーグルトがいいアクセントになります。

PART 3 しっかり食べられる「主食レシピ」

材料(2人分)

ベーコン	2枚
しめじ	1/3パック
ほうれん草	1/4束
オリーブオイル	小さじ1
A　かつお昆布出汁	200mℓ
トマトジュース(無塩)	150mℓ
しょうゆ	小さじ2
ごはん	200g
玉ねぎヨーグルト	**50g**

作り方

① ベーコンは1cm幅に切る。しめじは石づきを取って小房に分ける。ほうれん草は3cm幅に切る。

② 鍋にオリーブオイルを熱し、ベーコンとしめじを入れて炒める。しめじに焼き色がついたらAを入れて沸かし、ほうれん草を加える。

③ ごはんはざるに入れて流水で洗って水気をきり、②に入れる。ひと煮たちしたら火を止める。器に盛り、玉ねぎヨーグルトをのせる。

POINT
ごはんを流水で洗うことでぬめりが取れ、食感がよくなります。

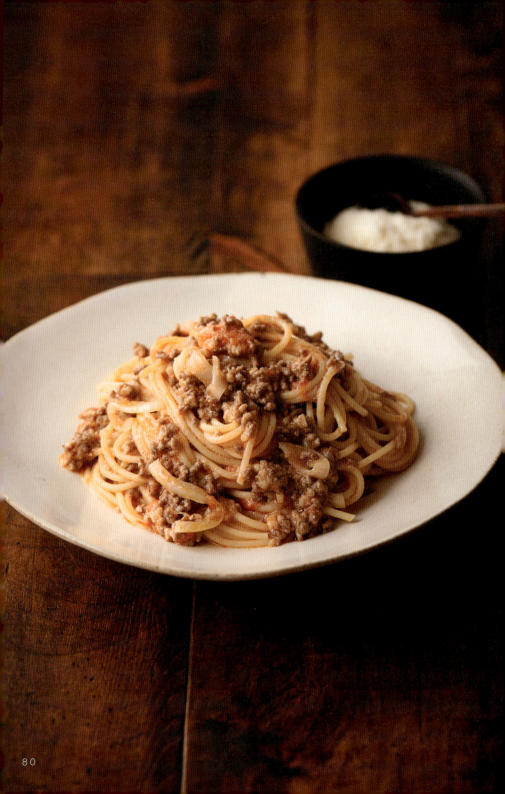

ヨーグルトミートソース スパゲティ

手作りのミートソースのおいしさは格別。
玉ねぎヨーグルトがコクをアップさせてくれます。

PART 3 しっかり食べられる「主食レシピ」

材料（2人分）

にんにく	1かけ
トマト	1個
オリーブオイル	大さじ1
合挽き肉	200g
A　水	50mℓ
ケチャップ	大さじ1
ソース	大さじ½
塩	ひとつまみ
スパゲティ	160g
玉ねぎヨーグルト	**100g**
粉チーズ	適宜

作り方

❶ にんにくはみじん切りにする。トマトはヘタを取り、6等分のくし形に切る。

❷ フライパンにオリーブオイルを熱し、合挽き肉を入れて押し広げるように焼く。片面に焼き色がついたらほぐすように炒め、にんにくを加える。全体の色がかわったらトマトを加えて木べらでつぶしながら炒め、皮がはがれてきたら取り除く。Aを加えて煮立たせ、弱火にして5分程煮詰める。

❸ 鍋に湯を沸かし、スパゲティを袋の表示通りにゆでる。ざるにあけてゆで汁をきり、②に入れる。全体を和えるように炒め、火を止めて玉ねぎヨーグルトを加え大きく混ぜる。器に盛り、好みで粉チーズをかける。

POINT
玉ねぎヨーグルトに玉ねぎが入っているので、ミートソースに入れなくてOK。

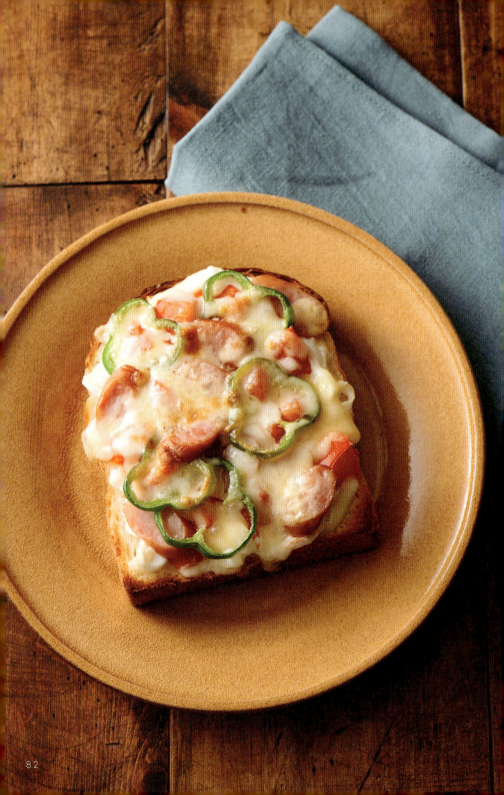

ヨーグルトピザトースト

気軽に作れるピザトーストは朝ごはんやランチに。
玉ねぎヨーグルトを一番下に広げるのがポイント。

材料（2人分）

トマト	1個
ケチャップ	小さじ2
ピーマン	1個
ソーセージ	3本
食パン	2枚
玉ねぎヨーグルト	**100g**
ピザ用チーズ	適量

作り方

❶ トマトはヘタを取って1.5cmの角切りにしてケチャップと和える。ピーマンはヘタと種を取り除き、薄く輪切りにする。ソーセージは5mm幅の斜め切りにする。

❷ 食パンに玉ねぎヨーグルトを等分にのせて広げる。①のトマトとピーマン、ソーセージをのせてピザ用チーズをかける。トースターに入れて4〜5分程、チーズがこんがりするまで焼く。

POINT
バターを塗らずに玉ねぎヨーグルトを広げるのでヘルシーに仕上がります。

玉ねぎヨーグルトの
Q & A

玉ねぎヨーグルトをおいしく作って
効果的に食べるために、
気になる疑問にお答えします！

Q.1
**食べる量と続ける期間は
どのくらい？**

食べる量は厳密には決まっていませんが、少なすぎると効果が出にくくなってしまうので、1日50g以上を目標にするとよいでしょう。無理せず長く続けるのが一番。まずは2週間続けてみてください。

Q.2
**おなかが
ゆるくなったような…**

腸内環境は2週間程度で変化していくといわれています。玉ねぎヨーグルトを食べ始めてそれまでとは異なる菌が入ってくると、稀におなかがゆるくなることがあります。これは体に合わないのではなく、変化していく過程で起こること。2週間程度で落ちつく可能性が高いので、様子を見ながら続けてみてください。

Q.3
**玉ねぎを
水にさらしてはダメ？**

玉ねぎを水にさらすと、辛味成分のアリシンが水に溶け出してしまいます。これは玉ねぎの「血液サラサラ」効果をもたらしてくれるもの。辛味が気になるなら、ざるに広げる時間を長くしてみてください。

Q.4
新玉ねぎでもOK？

新玉ねぎでも問題なく作ることができます。辛味が少ないので、ざるに広げる工程を省いてもよいかもしれません。ただ、新玉ねぎはふつうの玉ねぎより早く傷む可能性があるので、作った翌日くらいに食べ切るようにしてください。

Q.5
水分が出てきたら
どうすればいい?

玉ねぎヨーグルトを冷蔵庫に保管していると、水分が出てくることがあります。これはヨーグルトの水分や玉ねぎの水分です。そのまま食べても問題ありません。よく混ぜ合わせて使ってください。

Q.6
薄切り以外の
切り方でもOK?

玉ねぎは薄切り以外の切り方でも構いません。好みの食感に合わせて調整してみてください。ただ、みじん切りだと水分が出やすくなってしまう可能性があります。

Q.7
肉がやわらかくなるのは
どうして?

玉ねぎヨーグルトに肉を漬け込んでおくと、肉がやわらかくなります。これは、ヨーグルトに含まれる菌が、肉のタンパク質を分解するからです。肉の臭みを取るのにも役立ちます。

Q.8
玉ねぎヨーグルトを
食べればやせられるの?

玉ねぎの食物繊維とヨーグルトの菌が作用し、食欲の抑制、代謝アップ、脂肪蓄積の予防などダイエットにうれしいはたらきをもたらします。適度な運動や食事のバランスにも気を使えば、よりダイエット効果が出やすいでしょう。

Q.9
どんな食材と
合わせるのがおすすめ?

玉ねぎ同様、水溶性食物繊維を多く含む食材を合わせれば、より効果が期待できます。ごぼう、大麦、きのこ、オクラ、海藻、やまいもなどに水溶性食物繊維は多く含まれています。

INDEX

野菜

青ねぎ
　ヨーグルトでしっとりおから煮 ……… 32
　ヨーグルト肉じゃが ……………………… 48
いんげん
　ささみといんげんのごまヨーグルト和え ……… 22
大葉
　白菜とおかかのヨーグルトサラダ ……… 20
　ヨーグルトくるみだれのぶっかけそうめん ……… 76
オクラ
　焼き野菜のヨーグルト南蛮漬け ……… 30
かいわれ大根
　ヨーグルトくるみだれのぶっかけそうめん ……… 76
かぶ
　鮭のヨーグルト豆乳スープ ……………… 60
かぼちゃ
　さつまいもとかぼちゃのカレーヨーグルトサラダ ……… 24
　焼き野菜のヨーグルト南蛮漬け ……… 30
キャベツ
　キャベツとカニカマの塩昆布ヨーグルト ……… 21
きゅうり
　スティック野菜のヨーグルト浅漬け ……… 16
　ヨーグルトポテトサラダ ………………… 18
　タコときゅうりのヨーグルト酢の物風 ……… 29
グリーンアスパラガス
　白身魚のムニエル ヨーグルトタルタルがけ ……… 70
ごぼう
　豚バラと厚揚げのヨーグルト柳川風 ……… 68
さつまいも
　さつまいもとかぼちゃのカレーヨーグルトサラダ ……… 24
じゃがいも
　ヨーグルトポテトサラダ ………………… 18
　ヨーグルト肉じゃが ……………………… 48
春菊
　鶏むねヨーグルトと春菊のフライパンかき揚げ ……… 62
しょうが
　タコときゅうりのヨーグルト酢の物風 ……… 29
　焼きなすのしょうがヨーグルトがけ ……… 35
　ヨーグルト豚のしょうが焼き …………… 46
　さばのヨーグルトみそ煮 ………………… 54
　ふわふわ鶏ヨーグルト団子鍋 …………… 66
　ヨーグルトでやわらかチキンカレー ……… 74
ズッキーニ
　えびとズッキーニのヨーグルトカレー炒め ……… 56
セロリ
　ヨーグルトでやわらかチキンカレー ……… 74
トマト
　冷やしトマトのピリ辛ヨーグルトだれ ……… 26
　スクランブルヨーグルトエッグ ………… 42
　ヨーグルト豚のしょうが焼き …………… 46
　ヨーグルトミートソーススパゲティ ……… 80
　ヨーグルトピザトースト ………………… 82
なす
　焼きなすのしょうがヨーグルトがけ ……… 35
ニラ
　豚ニラヨーグルトキムチ炒め …………… 64
にんじん
　スティック野菜のヨーグルト浅漬け ……… 16
　ヨーグルトでしっとりおから煮 ………… 32
　千切りにんじんと大豆とツナのヨーグルトサラダ ……… 34

　ヨーグルト肉じゃが ……………………… 48
　ヨーグルトでやわらかチキンカレー ……… 74
にんにく
　ヨーグルト麻婆豆腐 ……………………… 52
　えびとズッキーニのヨーグルトカレー炒め ……… 56
　ヨーグルトミートソーススパゲティ ……… 80
白菜
　白菜とおかかのヨーグルトサラダ ……… 20
パセリ
　千切りにんじんと大豆とツナのヨーグルトサラダ ……… 34
　ヨーグルトでやわらかチキンカレー ……… 74
パプリカ(赤)
　焼き野菜のヨーグルト南蛮漬け ……… 30
パプリカ(黄)
　焼き野菜のヨーグルト南蛮漬け ……… 30
　水菜のスモークサーモンロール ヨーグルトがけ ……… 38
ピーマン
　さばのヨーグルトみそ煮 ………………… 54
　ヨーグルトピザトースト ………………… 82
ベビーリーフ
　ヨーグルト照り焼きチキン ……………… 58
ほうれん草
　トマトとベーコンのヨーグルト雑炊 ……… 78
水菜
　水菜のスモークサーモンロール ヨーグルトがけ ……… 38
　ふわふわ鶏ヨーグルト団子鍋 …………… 66
みつば
　ちくわと切り干し大根とみつばの梅ヨーグルト和え ……… 36
　豚バラと厚揚げのヨーグルト柳川風 ……… 68
ミニトマト
　ヨーグルト照り焼きチキン ……………… 58
　ヨーグルトくるみだれのぶっかけそうめん ……… 76
みょうが
　スティック野菜のヨーグルト浅漬け ……… 16
やまいも
　漬けまぐろのヨーグルトやまかけ ……… 40
レタス
　ヨーグルト豚のしょうが焼き …………… 46
れんこん
　焼きれんこんのゆず胡椒ヨーグルトだれ ……… 28

果物

アボカド
　えびとアボカドのヨーグルトチーズ焼き ……… 39

きのこ

しいたけ
　ヨーグルトでしっとりおから煮 ………… 32
　ふわふわ鶏ヨーグルト団子鍋 …………… 66
しめじ
　みそヨーグルト漬け豚ロースときのこのソテー ……… 50
　鮭のヨーグルト豆乳スープ ……………… 60
　トマトとベーコンのヨーグルト雑炊 ……… 78
まいたけ
　みそヨーグルト漬け豚ロースときのこのソテー ……… 50

肉・肉加工品

合挽き肉
　ヨーグルトミートソーススパゲティ ……… 80
牛切り落とし肉
　ヨーグルト肉じゃが ……………………… 48

ソーセージ
　ヨーグルトピザトースト ……………………………… 82
鶏ささみ肉
　ささみといんげんのごまヨーグルト和え ………… 22
鶏ひき肉（もも）
　ふわふわ鶏ヨーグルト団子鍋 ……………………… 66
鶏むね肉
　鶏むねヨーグルトと春菊のフライパンかき揚げ … 62
鶏もも肉
　ヨーグルト照り焼きチキン ………………………… 58
　ヨーグルトでやわらかチキンカレー ……………… 74
豚肩ロース薄切り肉
　ヨーグルト豚のしょうが焼き ……………………… 46
豚バラ薄切り肉
　豚ニラヨーグルトキムチ炒め ……………………… 64
　豚バラと厚揚げのヨーグルト柳川風 ……………… 68
豚ひき肉
　ヨーグルト麻婆豆腐 ………………………………… 52
豚ロース肉
　みそヨーグルト漬け豚ロースときのこのソテー … 50
ベーコン
　スクランブルヨーグルトエッグ …………………… 42
　トマトとベーコンのヨーグルト雑炊 ……………… 78
ロースハム
　ヨーグルトポテトサラダ …………………………… 18

魚介・魚介加工品
かに風味かまぼこ
　キャベツとカニカマの塩昆布ヨーグルト ………… 21
さば
　さばのヨーグルトみそ煮 …………………………… 54
スモークサーモン
　水菜のスモークサーモンロール ヨーグルトがけ … 38
タラ
　白身魚のムニエル ヨーグルトタルタルがけ …… 70
ちくわ
　ちくわと切り干し大根とみつばの梅ヨーグルト和え … 36
ツナ
　千切りにんじんと大豆とツナのヨーグルトサラダ … 34
生鮭
　鮭のヨーグルト豆乳スープ ………………………… 60
ブラックタイガー
　えびとズッキーニのヨーグルトカレー炒め ……… 56
ボイルむきえび
　えびとアボカドのヨーグルトチーズ焼き ………… 39
まぐろ
　漬けまぐろのヨーグルトやまかけ ………………… 40
ゆでタコ
　タコときゅうりのヨーグルト酢の物風 …………… 29

卵
卵
　スクランブルヨーグルトエッグ …………………… 42
　豚バラと厚揚げのヨーグルト柳川風 ……………… 68
ゆで卵
　白身魚のムニエル ヨーグルトタルタルがけ …… 70

大豆加工品
厚揚げ
　豚バラと厚揚げのヨーグルト柳川風 ……………… 68
油揚げ
　ヨーグルトでしっとりおから煮 …………………… 32
　ふわふわ鶏ヨーグルト団子鍋 ……………………… 66
おから
　ヨーグルトでしっとりおから煮 …………………… 32
大豆（ドライパック）
　千切りにんじんと大豆とツナのヨーグルトサラダ … 34
豆乳
　鮭のヨーグルト豆乳スープ ………………………… 60
豆腐（絹ごし）
　ヨーグルト麻婆豆腐 ………………………………… 52
豆腐（木綿）
　ヨーグルトキムチ豆腐 ……………………………… 17

乳製品
粉チーズ
　ヨーグルトミートソーススパゲティ ……………… 80
ピザ用チーズ
　えびとアボカドのヨーグルトチーズ焼き ………… 39
　ヨーグルトピザトースト ……………………………… 82

ごはん・パン・麺
ごはん
　ヨーグルトでやわらかチキンカレー ……………… 74
　トマトとベーコンのヨーグルト雑炊 ……………… 78
食パン
　スクランブルヨーグルトエッグ …………………… 42
　ヨーグルトピザトースト ……………………………… 82
スパゲティ
　ヨーグルトミートソーススパゲティ ……………… 80
そうめん
　ヨーグルトくるみだれのぶっかけそうめん ……… 76

その他
梅干し
　ちくわと切り干し大根とみつばの梅ヨーグルト和え … 36
カレー粉
　さつまいもとかぼちゃのカレーヨーグルトサラダ … 24
　えびとズッキーニのヨーグルトカレー炒め ……… 56
カレールウ（フレーク）
　ヨーグルトでやわらかチキンカレー ……………… 74
切り干し大根
　ちくわと切り干し大根とみつばの梅ヨーグルト和え … 36
くるみ（無塩）
　ヨーグルトくるみだれのぶっかけそうめん ……… 76
塩昆布
　キャベツとカニカマの塩昆布ヨーグルト ………… 21
素焼きアーモンドスライス
　さつまいもとかぼちゃのカレーヨーグルトサラダ … 24
トマトジュース（無塩）
　トマトとベーコンのヨーグルト雑炊 ……………… 78
白菜キムチ
　ヨーグルトキムチ豆腐 ……………………………… 17
　豚ニラヨーグルトキムチ炒め ……………………… 64
ブラックオリーブ
　白身魚のムニエル ヨーグルトタルタルがけ …… 70
らっきょう漬け
　ヨーグルトでやわらかチキンカレー ……………… 74
レーズン
　さつまいもとかぼちゃのカレーヨーグルトサラダ … 24
わかめ
　タコときゅうりのヨーグルト酢の物風 …………… 29

撮影	市瀬真以
装丁	細山田 光宣 室田 潤（細山田デザイン事務所）
編集協力	明道聡子（リブラ編集室）
料理補助	青木夕子 渡邉はるひ（エーツー）
校正	東京出版サービスセンター
編集	森 摩耶（ワニブックス）

腸を整える＆血液サラサラ効果で健康に！

玉ねぎヨーグルト

井上裕美子 著

木村郁夫　医学監修

2017年7月31日　初版発行
2018年6月1日　4版発行

発行者	横内正昭
編集人	青柳有紀
発行所	株式会社ワニブックス 〒150-8482 東京都渋谷区恵比寿4-4-9　えびす大黒ビル 電話　03-5449-2711（代表） 　　　03-5449-2716（編集部） ワニブックスHP　http://www.wani.co.jp/ WANI BOOKOUT　http://www.wanibookout.com/
印刷所	株式会社 美松堂
DTP	株式会社 三協美術
製本所	ナショナル製本

定価はカバーに表示してあります。
落丁本・乱丁本は小社管理部宛にお送りください。送料は小社負担にてお取替え
いたします。ただし、古書店等で購入したものに関してはお取替えできません。
本書の一部、または全部を無断で複写・複製・転載・公衆送信することは法律で
認められた範囲を除いて禁じられています。

©井上裕美子2017
ISBN 978-4-8470-9600-6

※本書で紹介した内容を実行した場合の効果、効能には個人差があります。
　また、持病などをお持ちの方は、医師と相談の上、実行してください。